実践！

先天代謝異常症
栄養食事指導ケースブック

編集

位田　忍　大阪府立母子保健総合医療センター　消化器・内分泌科
酒井規夫　大阪大学大学院医学系研究科　小児科学
新宅治夫　大阪市立大学大学院医学研究科　発達小児医学
塚田定信　大阪市立大学医学部附属病院　栄養部
長井直子　大阪大学医学部附属病院　栄養マネジメント部
西本裕紀子　大阪府立母子保健総合医療センター　栄養管理室

協力

日本臨床栄養協会近畿地方会
日本臨床栄養協会
日本臨床栄養学会

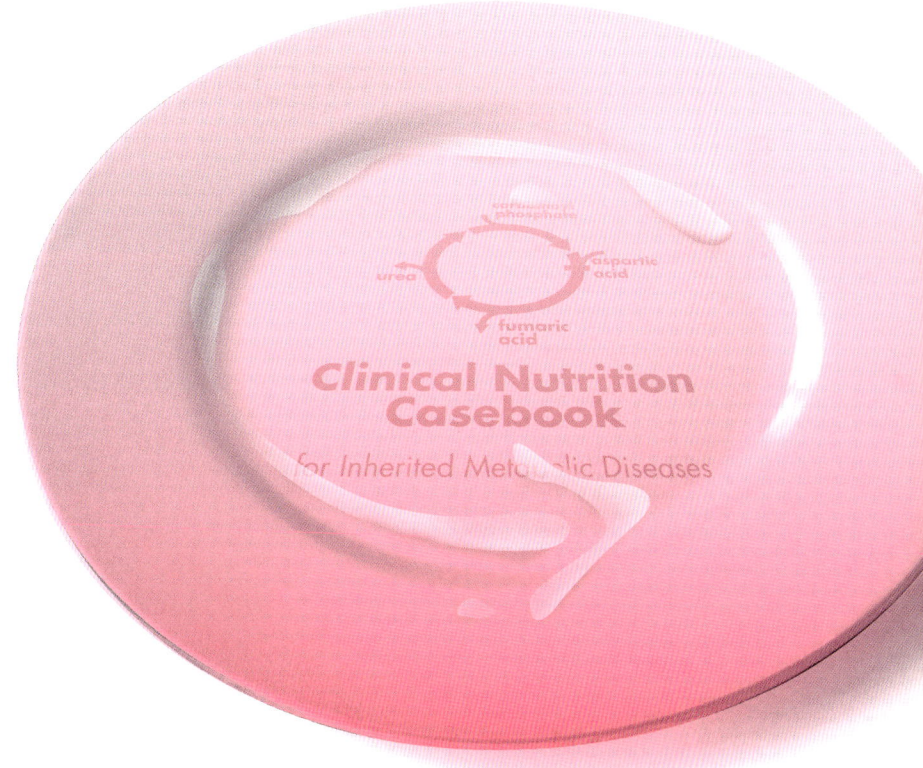

Clinical Nutrition Casebook
for Inherited Metabolic Diseases

診断と治療社

発刊によせて

　遺伝か？　環境か？　科学の進歩は，ひとの在りようがこのような単純な二元論でとらえ切れないほど複雑なものであることを教えてくれます．先天代謝異常症も，遺伝子変異による希少疾患で予後不良とされていましたが，早期診断による適切な治療，すなわち「環境」により，健常者に劣らない成長ができるようになりました．翻れば，医療者は，遺伝エラーをも乗り越えて，望ましいアウトカムである健全な成長を達成できるよう，環境を整える責務を負うようになったともいえましょう．

　この度，日本臨床栄養協会近畿地方会が中心になって『実践！　先天代謝異常症栄養食事指導ケースブック』が診断と治療社から発刊されました．日本臨床栄養協会は 1979 年に設立され，「医師と栄養士が手を組めば何ができるか」をモットーとし，チーム医療の先駆けとして臨床医療の現場での栄養の研究，研鑽に取り組むとともに，1977 年から始まった先天代謝異常症のマススクリーニングに対応して，当時は乏しかった特殊ミルクの研究・開発を企業と共に行う意図ももって活動を始めました．初代会長は，大阪市立小児保健センター所長　大浦敏明先生が務められました．現在は，日本 NR・サプリメントアドバイザー認定機構を併設し，薬剤師，研究者なども含む，より多職種で構成され，広く栄養治療を考える組織として発展しています（http://www.jcna.jp）．また日本臨床栄養協会近畿地方会は，やはり大浦先生が発足時の中心となられ，本協会の地方会としては端緒を切って 1988 年に設立され，大学や病院，診療科の枠を超えて，広く医師と栄養士が集い臨床栄養の実践を議論してきました．参加者がより身近に親しく活発に討議する場にするため，いち早くロールプレイやワークショップを取り入れるなど，毎回の企画に野心的に取り組んでいます．

　さて，本近畿地方会では，大浦先生のご専門が先天性代謝疾患であったことから，特にこの分野の栄養療法について議論の蓄積がありました．そこで本地方会が主体となって，2010 年から毎年の日本臨床栄養協会の学術集会のプログラムに「先天性代謝異常症の栄養療法の実際」をパネルディスカッションとして取り上げ，事例を踏まえた実践的な議論を協会会員に広めてまいりました．

　これらの経験をまとめて，本書『実践！　先天代謝異常症　栄養食事指導ケースブック』が上梓されました．本地方会の活動がこのような実践的な症例集に結実したことは，日本臨床栄養協会および同地方会としては望外の慶びであり，本書の企画，編集者である位田忍先生はじめ，著者各位の熱意に敬意を表します．

　本書では，医師により先天代謝異常症の諸病態と治療理論が説明され，それに基づいて，栄養士が実際にどのように長期的に疾患コントロールを行っているかが，具体的な栄養治療のアセスメントから目標，献立作成に至るまで詳細に記載されています．まさに本書は，遺伝的エラーを適切な「食環境」で乗り越えるという，稀少ながら遠大な挑戦における強力な戦術集です．また，より広い小児疾患の栄養管理にも欠かせないコンセプトと重点ポイントとして，成長ステージに応じた対応，家族の関わりや学校生活などにも言及されています．

　本書が広く臨床の場で活用されることを祈念いたします．

脇　昌子
日本臨床栄養協会近畿地方会　会長
静岡市立静岡病院　副病院長，内分泌・代謝内科科長

発刊によせて

　第35回日本臨床栄養学会総会を平成25年10月4日（金）〜6日（日）の3日間，京都テルサで，第34回日本臨床栄養協会総会（会長位田忍先生）と合同で第11回大連合大会として開催させていただきました．テーマを栄養学の「めざめ・広がり」として，栄養学の意義に改めて気づいていただき，「広がり」を子どもから大人までの個人ごと（テーラーメイド）のチーム栄養学に求める学術集会を目指しました．1,300名の出席者で栄養学の基礎から臨床まで熱い議論が展開され主催者の一人として大変喜んでおります．

　歴史的にも，栄養学は食品に含まれる栄養成分を発見し，その作用機構を次々と解明してきました．生命活動の維持における糖質，脂質，タンパク質の意義を明らかにし，20世紀の栄養学は，微量栄養素としてのビタミンを次々に発見し，微量元素の必須性を明確にしてきました．現在，わが国の平均寿命は世界でもトップクラスにあり，平均寿命の延伸に栄養学の果たした貢献は極めて大きいと考えられます．

　小児にとって栄養は成人同様の効果や影響をもたらします．成人と異なる小児の特徴は成長発達であり，栄養は不可欠な要素です．その中で先天代謝異常症において栄養療法は primary therapy であり，臨床栄養学にとって大変重要な分野で，本学術集会でも長年症例検討がされてきました．今回，第11回大連合大会を記念して今までの症例検討を中心に『実践！　先天代謝異常症　栄養食事指導ケースブック』として発刊されたことは大変喜ばしいことです．これにより，多くの関係者にとって，先天性代謝異常の栄養管理への「めざめ・広がり」の一助になれば幸いです．

吉川敏一
第35回日本臨床栄養学会総会　会長（第11回大連合大会）
京都府立医科大学　学長

—

序　文

　日本臨床栄養協会は栄養を臨床から考える医師，栄養士等で構成される協会です．1979年に設立され，「医師と栄養士など多職種が手を組んで行う臨床栄養」をその創立理念とし，臨床栄養の研究，研鑽を重ねる会として活動してきています．様々な疾患や健康を維持するために栄養食事指導の果たす役割は大きく，それゆえ患者の信頼に応えうる医師および栄養士などのレベルをあげることが強く求められています．

　先天代謝異常症は，特殊ミルクによる栄養療法により，病態をコントロールし，発育と発達を支えることができる希少疾患です．遺伝子治療や酵素療法などの開発ができるまでは栄養療法がその疾患にとって根本治療です．疾患がまれであることから，個人の経験だけでは試行錯誤に終わってしまい，患者さんに役立つ栄養療法の確立に時間がかかってしまいます．そこで，栄養療法を蓄積し広める目的で，日本臨床栄養学会・日本臨床栄養協会大連合大会で，先天代謝異常症のパネルディスカッションを2010年に始めました．長年フェニルケトン尿症（PKU）の栄養療法に力を注いでくださっている元大阪市大病院管理栄養士　堀内幸子先生の呼びかけで始まり，今回編集者になっております日本臨床栄養協会近畿地方会の世話人である新宅治夫，塚田定信，西本裕紀子，長井直子の小児にかかわる医師と栄養士が中心になって毎年企画し，2010年PKU，2011年糖原病，2012年はケトン食（GLUT1遺伝子異常症＋難治性てんかん）を取り上げてきました．医師が疾患を概説し，栄養士が長期の疾患コントロールをどのように行っているかを発表し，栄養食事療法について議論してきました．

　この度，第11回大連合大会を第35回日本臨床栄養学会総会会長　吉川敏一先生とともに運営させていただいた機会に，このパネルディスカッションの報告と，今まで臨床栄養の分野で蓄積してきた先天性代謝疾患の栄養療法の実際を書籍としてまとめることになりました．症例をご提供いただくため日本先天代謝異常学会から酒井規夫先生に，特殊ミルク情報については大浦敏博先生にもお手伝いいただきました．

　先天性代謝疾患の栄養療法を行う際に役立てていただき，患者さんとご家族の日々の食事が作りやすく，食べやすくなり，食事療法を続けて，疾患が良好にコントロールされることを祈っています．

　最後に診断と治療社の皆様のご協力で発刊こぎつけましたことに感謝申し上げます．

編集者を代表して
位田　忍
大阪府立母子保健総合医療センター　消化器・内分泌科　主任部長
第34回日本臨床栄養協会総会　会長（第11回大連合大会）

執筆者一覧

編集 （50音順）

位田　忍	大阪府立母子保健総合医療センター	消化器・内分泌科
酒井規夫	大阪大学大学院医学系研究科	小児科学
新宅治夫	大阪市立大学大学院医学研究科	発達小児医学
塚田定信	大阪市立大学医学部附属病院	栄養部
長井直子	大阪大学医学部附属病院	栄養マネジメント部
西本裕紀子	大阪府立母子保健総合医療センター	栄養管理室

執筆 （50音順）

位田　忍	大阪府立母子保健総合医療センター	消化器・内分泌科
大浦敏博	仙台市立病院	小児科
酒井規夫	大阪大学大学院医学系研究科	小児科学
新宅治夫	大阪市立大学大学院医学研究科	発達小児医学
德澤千恵	大阪大学医学部附属病院	栄養マネジメント部
長井直子	大阪大学医学部附属病院	栄養マネジメント部
灘井　城	大阪市立大学医学部附属病院	栄養部
西本裕紀子	大阪府立母子保健総合医療センター	栄養管理室
野井香梨	大阪市立大学医学部附属病院	栄養部
服部俊一	大阪市立大学医学部附属病院	栄養部
濱田悠介	大阪大学大学院医学系研究科	小児科学
藤本浩毅	大阪市立大学医学部附属病院	栄養部
堀内幸子	元　大阪市立大学医学部附属病院	栄養部
柳原恵子	大阪府立母子保健総合医療センター	小児神経科

目　次

発刊によせて ……………… 脇　昌子／吉川敏一　　ii
序　文 ……………………………… 位田　忍　　v
執筆者一覧 ……………………………………… vi

総　論

1. 先天代謝異常症の基礎知識 ……………………………………… 新宅治夫　　2
2. タンデムマススクリーニングで発見できるおもな先天代謝異常症
 ……………………………………………………………… 酒井規夫　　11
3. 先天代謝異常症における食事療法の概略と栄養士の役割
 ―フェニルケトン尿症を中心に ……………………………… 堀内幸子　　14
4. 小児の成長発達と栄養の基礎知識 ……………………… 位田　忍　　19

疾患別栄養食事指導の実際とケース

A　糖代謝異常症

1. 肝型糖原病 ……………………………………… 酒井規夫，長井直子　　26
2. ガラクトース血症/高ガラクトース血症 …………… 位田　忍，西本裕紀子　　31

B　アミノ酸代謝異常症

3. フェニルケトン尿症（PKU） ……………………… 新宅治夫，服部俊一　　38
 コラム　アスパルテームについての注意喚起 ………………… 大浦敏博　　43

C　尿素サイクル異常症

4. オルニチントランスカルバミラーゼ欠損症
 ……………………………………………………… 酒井規夫，長井直子　　44
5. シトルリン血症（I型） ……………………………… 新宅治夫，野井香梨　　49

D 有機酸代謝異常症

6 メチルマロン酸血症 …………………… 濱田悠介，酒井規夫，德澤千恵　56

E 脂肪酸代謝異常症

7 長鎖脂肪酸代謝異常症—VLCAD 欠損症，CPT1，CPT2，TFP（LCHAD）
…………………………………………………… 新宅治夫，藤本浩毅　62

8 カルニチンパルミトイルトランスフェラーゼⅡ（CPT2）欠損症
…………………………………………………… 酒井規夫，長井直子　69

9 グルタル酸血症Ⅰ型（GA1）…………………… 新宅治夫，灘井　城　74

F その他の疾患

10 Glut-1 欠損症 ………………………………… 柳原恵子，西本裕紀子　79

11 Wilson 病 ……………………………………… 位田　忍，西本裕紀子　106

12 シトリン欠損症 ……………………………… 位田　忍，西本裕紀子　116

13 PDHC 欠損症 ………………………… 濱田悠介，酒井規夫，長井直子　122

付　録

1 特殊ミルク …………………………………………………… 大浦敏博　128

2 先天代謝異常症の食事療法に併用される経口製剤 ……………… 大浦敏博　133

3 本書における略語一覧 ………………… 位田　忍，酒井規夫，新宅治夫　135

4 福祉・支援制度 ……………………………………………… 新宅治夫　137

索　引 ………………………………………… 140

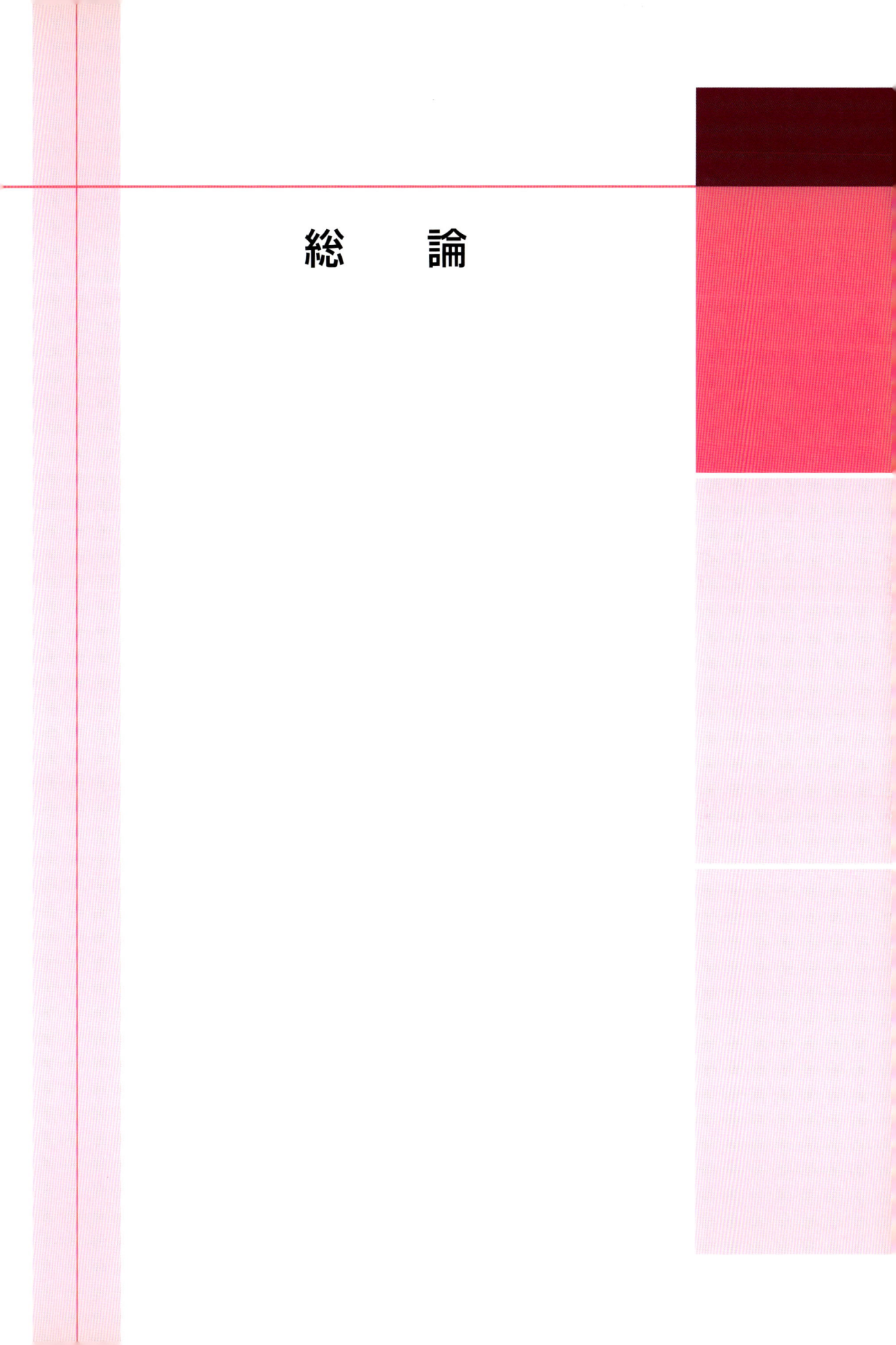

総　　論

1 先天代謝異常症の基礎知識

a. はじめに

　先天代謝異常症は栄養代謝にかかわる酵素をコードする遺伝子の変異により酵素活性の変化が原因となり，様々な臨床症状を呈する遺伝性の疾患である．一般には酵素活性の低下あるいは欠失により，酵素の基質となる物質の蓄積と同時に産生される物質の低下が起こり，臨床症状の原因となる．これらの蓄積あるいは低下する物質の由来は食物であるため，先天代謝異常症の治療には食事治療が重要である（図1）．

b. アミノ酸代謝異常症の病態と治療

　アミノ酸はその名のとおりアミノ基とカルボキシル基を含む化合物であるため，アミノ酸代謝の異常はアミノ基による高アンモニア血症と酸（カルボキシル基）によるアシドーシスの原因となる．このようにアミノ酸代謝異常には有機酸血症や高アンモニア血症（尿素サイクル異常症）が含まれるが，一般には一つのアミノ酸を別のアミノ酸に変換する酵素の異常症により基質となるアミノ酸の増加と，産生されるアミノ酸の低下によるアミノ酸インバランスを引き起こす疾患を意味する．ここでは新生児マススクリーニング（NBS）の対象となる3つのアミノ酸代謝異常症を中心に概説する．

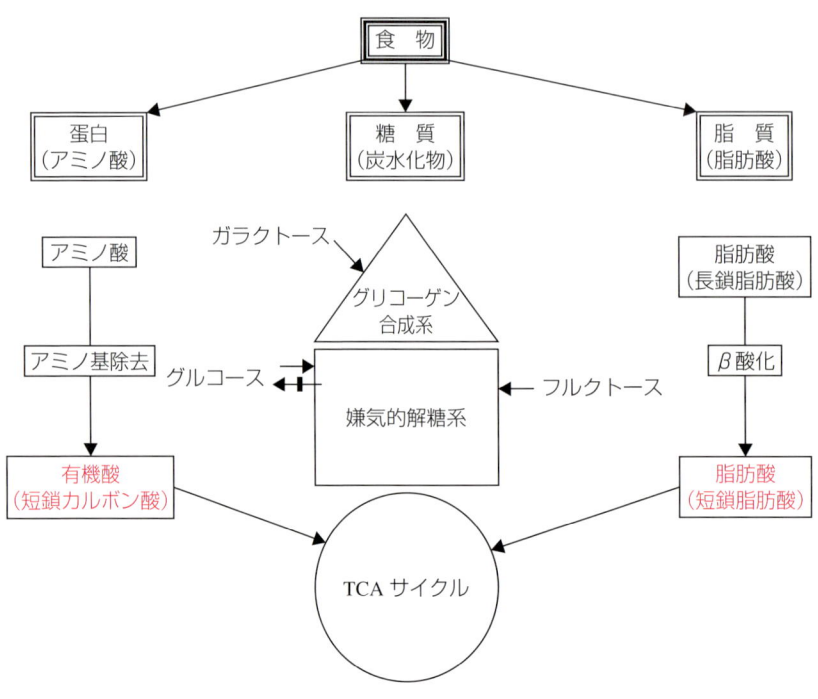

図1 三大栄養素と先天代謝異常症

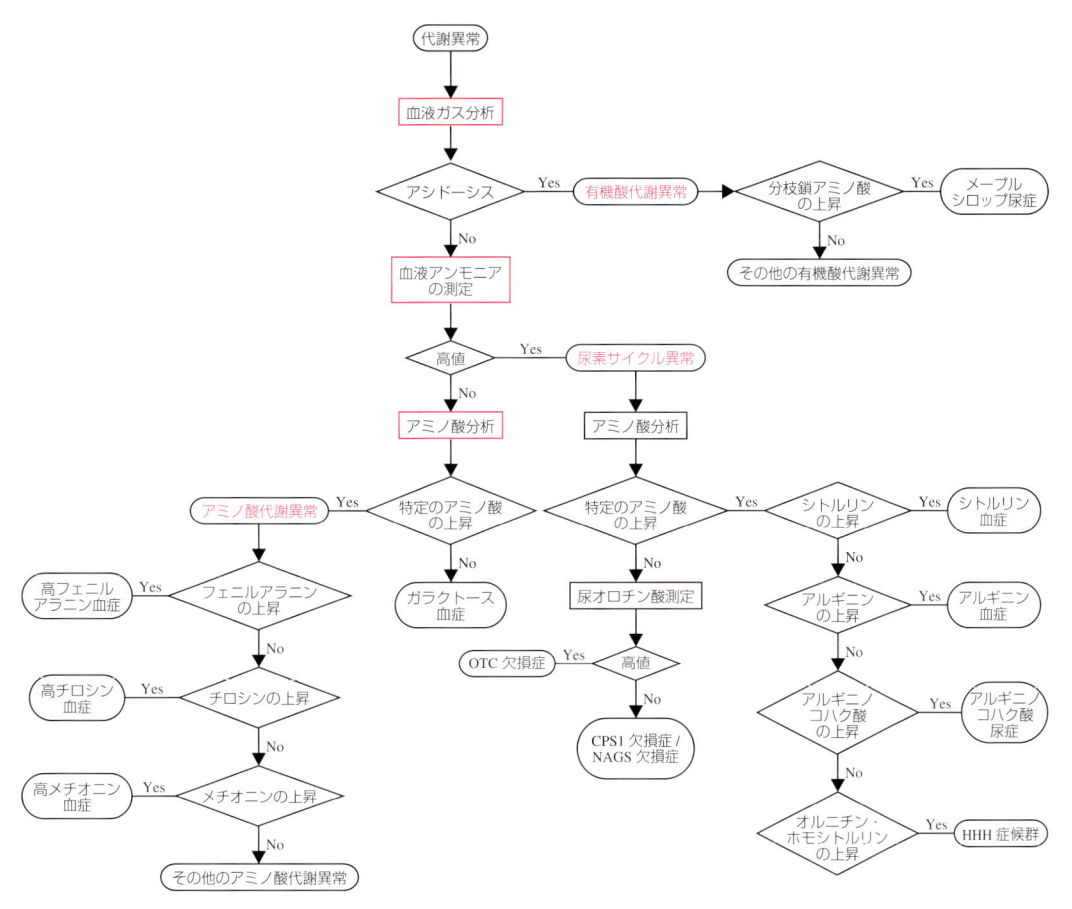

図2　アミノ酸代謝異常症の鑑別診断
OTC：オルニチントランスカルバミラーゼ，CPS：カルバミルリン酸合成酵素，NAGS：Nアセチルグルタミン酸合成酵素，HHH：高オルニチン血症・高アンモニア血症・ホモシトルリン尿症

1）診断の進め方

　アミノ酸代謝異常が疑われる場合，まず血液ガス分析を行い，アシドーシスを伴う有機酸血症を除外する．アシドーシスがなければ血中アンモニアの測定を行い，高値であれば尿素サイクル異常症を，正常であればその他のアミノ酸代謝異常を疑い，血液と尿のアミノ酸分析を進める（図2）．

2）病態と臨床症状

a）フェニルケトン尿症（PKU）（図3）▶▶ p.38参照

　PKUは芳香族アミノ酸の一種であるフェニルアラニン（Phe）の代謝異常症で，Pheが蓄積し，チロシン（Tyr）が低下する．芳香族アミノ酸にはPhe，Tyrとトリプトファン（Trp）があり，Phe，Tyrからはカテコールアミンが，Trpからはセロトニンが合成されるため，これらの代謝が障害されると神経伝達物質の低下による精神発達遅滞が起こる．

b）ホモシスチン尿症（HCY）（図4）

　HCYは含硫アミノ酸の一種であるメチオニン（Met）からシスチン（Cys）が合成される経路の代謝異常症で，ホモシステインが増加しシステインが低下する．Metの毒性は低く増加してもあまり問題にならないが，ホモシステインは血栓の原因となる．またシステインの低下はシ

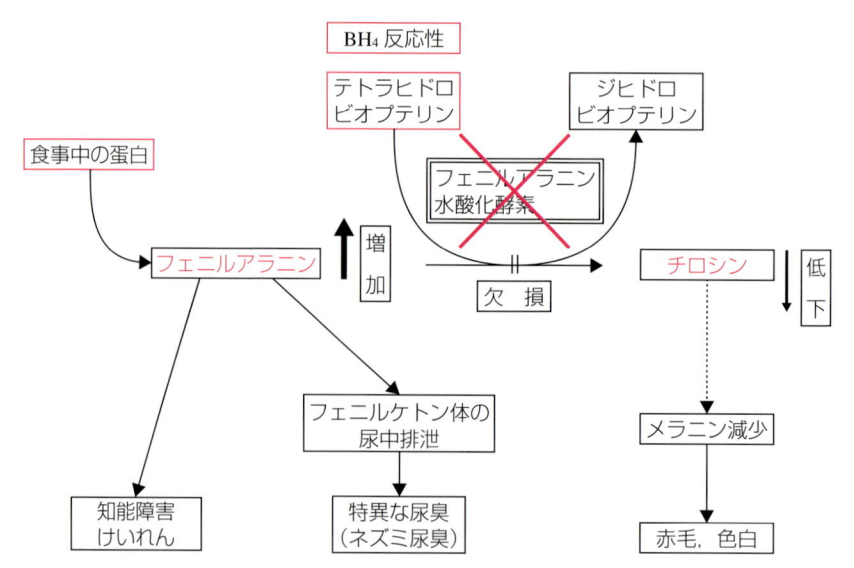

図3 フェニルケトン尿症における代謝異常と症状

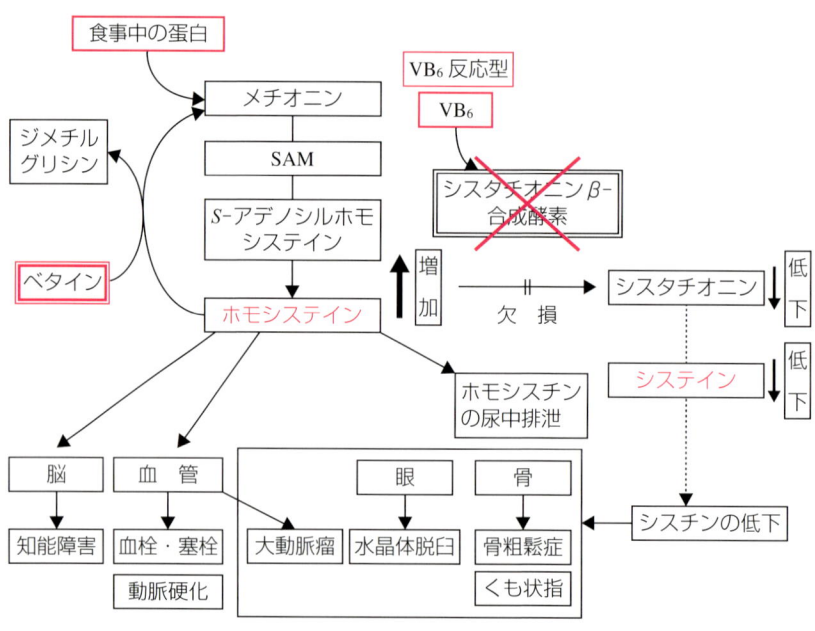

図4 ホモシスチン尿症における代謝異常と症状と治療
SAM：S-アデノシルメチオニン，VB：ビタミンB群

スチン架橋形成（S-S結合）の低下をまねき，結合組織が脆弱となり水晶体脱臼や大動脈瘤の原因となる．

c）メープルシロップ尿症（MSUD）（図5）

MSUDは分枝鎖アミノ酸の一種であるバリン（Val），ロイシン（Leu），イソロイシン（Ile）の代謝異常症で，分枝鎖アミノ酸からアミノ基がはずされてαケト酸が体内に貯留するため，尿や汗からは特有のメープルシロップのような甘いにおいがする．αケト酸が蓄積するとアシドーシスとなり，またαケト酸が代謝されて得られるエネルギーが不足するため，哺乳不良・嘔吐などが現れ，次第に昏睡状態となり治療しなければ死亡する．

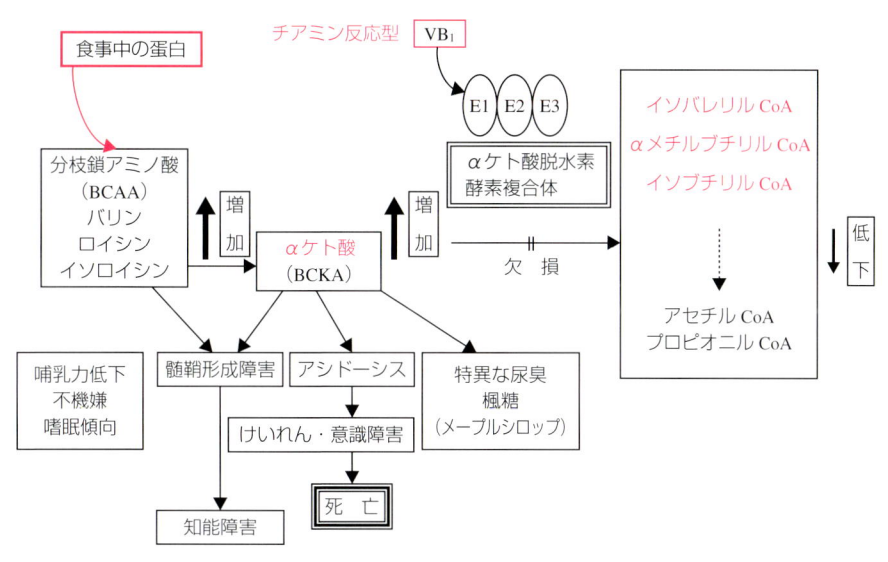

図5 メープルシロップ尿症における代謝異常と症状

3）診断と治療

a）診断

血中アミノ酸の高値で診断する．Phe 値が高値であれば PKU，ホモシステイン値が高値であれば HCY，Leu 値が高値であれば MSUD と診断される．

b）治療

低蛋白食で摂取アミノ酸を制限し，不足するアミノ酸を治療ミルクとして補充する．HCY の場合は Met を制限するのではなく，毒性の強いホモシステインを毒性の低いメチオニンに変換するためにベタインを投与する治療が行われる．この場合 Met 値は治療によりむしろ増加するが，毒性の強いホモシステイン値が低下するため，この治療が行われるようになった．それぞれに補酵素の大量投与が有効な場合があり，PKU にはテトラヒドロビオプテリン（BH$_4$），HCY にはビタミン B$_6$，MSUD にはビタミン B$_1$ が治療として投与され，食事治療が緩和される．

C. 尿素サイクル異常症（図6）の病態と治療

血中アンモニアが高値の場合，尿素サイクル異常が疑われるが，一部の有機酸血症で高アンモニア血症を伴う場合があるので，必ず血液ガス分析でアシドーシスの有無を確認する必要がある．アシドーシスがなければ，血中アミノ酸分析で特異的なアミノ酸の上昇を認めれば，確定診断に至ることも多い（図2）．

1）診断

血漿アミノ酸分析で特異的アミノ酸の増加を認めれば診断は容易である．

シトルリンの上昇があればシトルリン血症，アルギニンの上昇を認めればアルギニン血症，アルギニノコハク酸の上昇を認めればアルギニノコハク酸尿症，オルニチンの上昇を認めれば高オルニチン血症（脳回転状脈絡膜網膜萎縮症）や HHH 症候群（高オルニチン血症・高アンモニア血症・ホモシトルリン尿症症候群）などが診断できる．

特異的なアミノ酸の上昇を認めない場合，尿オロチン酸の測定を行う．高値であればオルニ

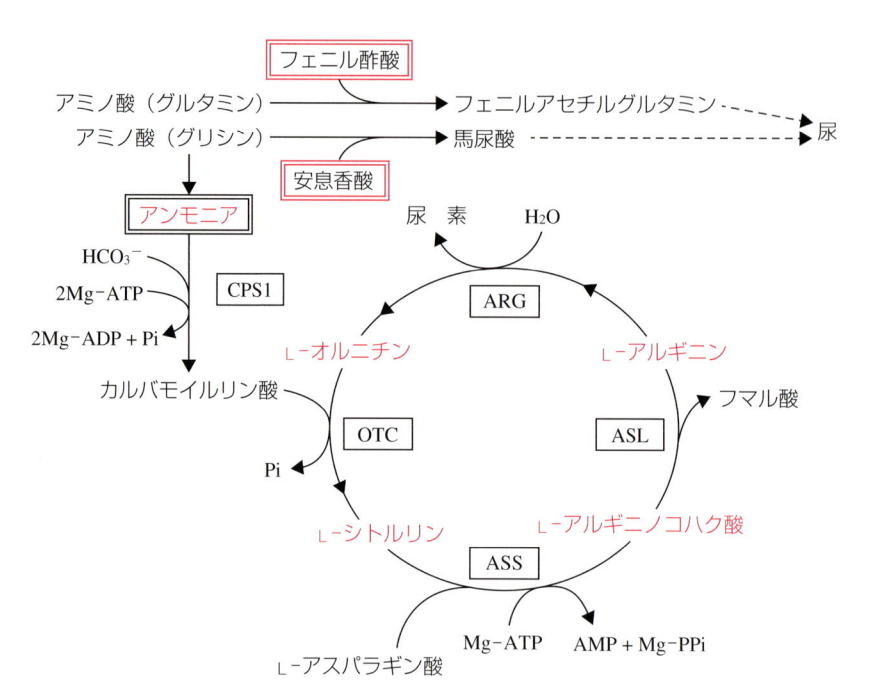

図6 尿素サイクルの代謝異常と治療
ATP：アデノシン三リン酸，ADP：アデノシン二リン酸，CPS：カルバミルリン酸合成酵素，ARG：アルギナーゼ，OTC：オルニチントランスカルバミラーゼ，ASS：アルギニノコハク酸合成酵素，ASL：アルギニノコハク酸リアーゼ

チントランスカルバミラーゼ（OTC）欠損症と診断できる．尿オロチン酸低値の場合，カルバミルリン酸合成酵素Ⅰ（CPS1）欠損症あるいはNアセチルグルタミン酸合成酵素（NAGS）欠損症であるが，確定診断には肝臓のNAGS活性の測定が必要である．尿オロチン酸が正常あるいは低値の場合，血漿シトルリンの測定を行い，シトルリン値が正常もしくは高値の場合，新生児一過性高アンモニア血症と考えられる．

2）治療

生後早期に起こる急性高アンモニア血症の治療は，直ちに行わなければならない．血液透析あるいは腹膜透析と経静脈的に十分なエネルギーを与えることが必要である．臨床の現場ではすでに用いられている安息香酸ナトリウムはわが国では薬剤として認められていないが，フェニル酪酸は承認されている（図6）．アルギニンの投与はアルギニン血症を除いて尿素サイクル異常症に有効である．

d. 有機酸代謝異常症（図1）の病態と治療 ▶▶ p.56 参照

アミノ酸はアミノ基転位酵素などの働きでアミノ基がはずされてカルボキシル基を含む有機酸となり，TCA（tricarboxylic acid）サイクルで炭酸ガスと水に分解され，エネルギー産生に寄与するが，この有機酸代謝に異常があると，アシドーシスとエネルギー産生の低下が起こる．

1）診断の進め方

有機酸代謝異常が疑われる場合，まず血液ガス分析を行いアシドーシスを認めれば，尿有機酸分析を行い蓄積している有機酸により診断する（図2）．

2）病態と臨床症状
a）病態
蓄積する有機酸によるアシドーシスとエネルギー不足により，ケトーシス，高アンモニア血症，肝機能異常，低血糖，好中球減少などをきたす．
b）症状
哺乳不良・嘔吐などが現れ，次第に昏睡状態となり治療しなければ死亡する．

3）診断と治療
a）診断
蓄積する有機酸を基に，メチルマロン酸血症（MMA），プロピオン酸血症，イソ吉草酸血症などに診断される．
b）治療
低蛋白食で有機酸の基になるアミノ酸を制限し，不足するアミノ酸を治療ミルクとして補充する．ビタミンの補充療法が有効なこともある．急性期にはアシドーシスの補正，グルコースの点滴，カルニチンの投与，血液透析などを適宜行う．

e. 脂肪酸代謝異常症（図1）の病態と治療 ▶▶ p.62, p.69, p.74 参照

脂肪酸のミトコンドリアへの転送のためのカルニチン回路，および脂肪酸β酸化系における酵素蛋白をコードする遺伝子の異常による先天代謝異常症である．最近タンデムマス法によりNBS対象疾患となった疾患は，発症前にみつかり，多くは良好な経過をたどるようになった．

1）診断の進め方

血中アシルカルニチン分析で疾患に特異的なアシルカルニチンの上昇を検出する．尿中有機酸分析では，一般に急性期の尿で非ケトン性ジカルボン酸尿などの脂肪酸代謝異常症を示唆する所見が得られる．中鎖脂肪酸代謝異常症やグルタル酸血症Ⅱ型は疾患特異的な尿中代謝産物の排泄がみられることがある．

2）病態と臨床症状
a）病態
脂肪は空腹・飢餓時に糖に代わるエネルギーとして利用されるため，中・長鎖脂肪酸代謝異常症は，空腹・飢餓時に突然発症することが多く，Reye症候群や乳児突然死症候群として発症することもある．
b）症状
発症時期により下記に分類される．
　①発症前型：NBSで発見される無症状な症例．
　②新生児期発症型：新生児期に，けいれん，意識障害，呼吸障害，心不全などで発症し，著

明な低血糖や高アンモニア血症，肝機能異常，高CK血症，心筋症などをきたし，乳児期早期に死亡することもある．
③乳児期発症型：感染や長時間の飢餓を契機に急性発症する．筋力低下，急性脳症，Reye症候群様発作，乳児突然死症候．
④遅発型：おもに年長児，学童あるいは成人期以降に間欠的な横紋筋融解症もしくは筋痛，ミオパチーなどの症状を呈する．

3）診断と治療

a）診断

疾患に特異的なアシルカルニチンの上昇により診断し，酵素活性の測定や遺伝子解析により確定する．

b）治療

長期間の空腹を避け，発症を予防することが原則である．L-カルニチンの補充や食事療法が有効なこともある．食事治療は糖質主体とし，脂肪は控えめ程度で厳格な摂取制限は不要である．空腹を避け，食欲低下・嘔吐などの体調不良時には早めに受診しブドウ糖の点滴を受けるなどの生活指導も重要である．

f. 金属代謝異常症の病態と治療 ▶▶ p.106 参照

先天性の金属代謝異常症で重要な疾患は銅代謝異常症である．銅の代謝異常症には銅の輸送体である *ATP7A* の異常による Menkes 病と *ATP7B* の異常による Wilson 病がある．

1）診断の進め方

血清銅と血清セルロプラスミン値の測定．次に尿中銅排泄の測定を行う．このほか，経口銅負荷試験，肝臓や線維芽細胞の銅蓄積などを行う．最終的には遺伝子解析も重要である．

2）病態と臨床症状

①Wilson 病では過剰の銅を排泄することができず，脳に蓄積すると震えやうつ状態などの神経・精神症状を，肝臓に蓄積すると肝機能障害から肝硬変を，角膜に蓄積すると Kayser-Fleischer 角膜輪を発症する．
②Menkes 病では必要な銅を吸収することができず，銅を補酵素とする酵素活性が低下し，ノルアドレナリンの低下による精神発達遅滞，低血圧，低血糖，低体温，結合織の異常による膀胱憩室，骨粗鬆症，血管の蛇行を発症する．

3）診断と治療

a）診断

①Wilson 病では血清セルロプラスミン値の低下（20 mg/dL 以下）と尿中銅排泄量増加，肝生検組織で銅含量の増加を認める．遺伝子解析で *ATP7B* に異常を認める．
②Menkes 病では血清セルロプラスミン値の低下と尿中銅排泄量低下，経口銅負荷試験で血清銅値が上昇せず，培養皮膚線維芽細胞で銅濃度の低下を認める．遺伝子解析で *ATP7A* に異常を認める．

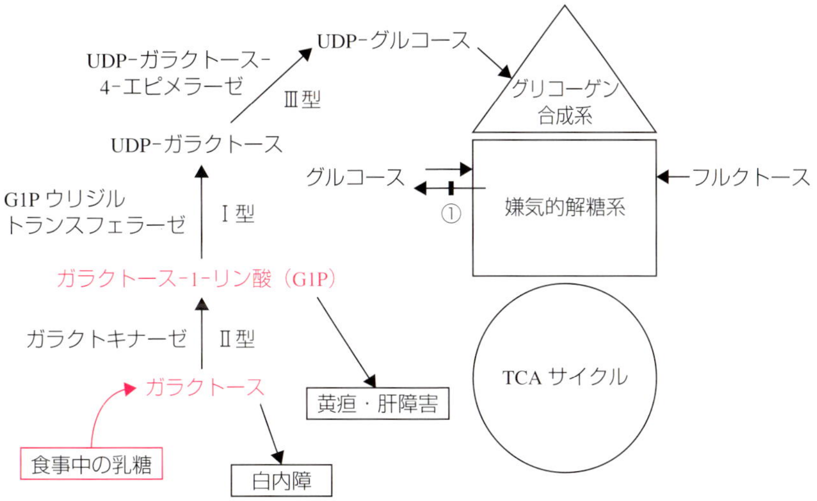

図7 ガラクトース血症と糖原病Ⅰ型の代謝異常
UDP：ウリジン二リン酸，G1P：ガラクトース-1-リン酸

b) 治療
① Wilson 病では銅を多く含む食品（貝・甲殻類，レバー，豆，穀類，ココア，チョコレートなど）を制限する食事療法と，銅のキレート薬（D-ペニシラミンや塩酸トリエンチンなど）を内服する薬物治療法を併用する．最近は副作用の少ない酢酸亜鉛水和物が薬物療法として承認され使用されるようになった．
② Menkes 病ではヒスチジン銅の皮下注射が行われている．最近銅の脂溶性キレート薬（ジスルフィラム）を併用することで銅の消化管からの吸収や，脳への移行を改善することが報告されている．

g. 糖代謝異常症（図7）の病態と治療 ▶▶ p.26, p.31 参照

NBS で発見されるガラクトース血症のほか，小児における先天性糖代謝異常症では糖原病が重要である．

1) 診断の進め方

NBS でガラクトース血症が指摘された場合，まず先天代謝異常症のガラクトース血症を鑑別し，これらに異常がなければ肝障害や門脈血流の異常，シトリン欠損症などを疑い，血液生化学，腹部超音波，遺伝子解析などの検査を行う．

新生児期をすぎ授乳間隔の開く乳児期に，低血糖や肝腫大として発見された乳児には糖原病を疑い，血液生化学，腹部超音波，遺伝子解析などの検査を行う．

2) 病態と臨床症状

a) 病態
① ガラクトース血症では，ガラクトースが高値となると水晶体にガラクチトールが蓄積し白内障の原因となり，ガラクトース-1-リン酸（G1P）が高値になると黄疸や肝不全の原因となる（図7）．

②ガラクトースは乳糖に，フルクトースはショ糖に含まれるが，いずれも肝臓に取り込まれ，ガラクトースはグリコーゲン合成系で，フルクトースは嫌気的解糖系でそれぞれグルコースに変換される．変換されたグルコースが肝細胞から放出されるためには，グルコース-6-リン酸（G6P）分解酵素（図7の①）の作用によりリン酸が切り離さなければならない．この酵素の欠損症は糖原病Ⅰ型で，ガラクトースやフルクトースは肝臓に糖原（グリコーゲン）として蓄積するが放出されないため低血糖を発症する．

b）症状

①ガラクトース血症Ⅰ型では授乳開始後より嘔吐・下痢・黄疸などが出現し，進行性の肝障害により死亡する事もある．Ⅱ型では白内障のみで成長発達などには影響しない．Ⅲ型では血球の酵素機能障害だけで臨床的には問題とならない．

②糖原病Ⅰ型では肝腫大と低血糖のほか，低身長，人形様顔貌，鼻出血などを認める．

3）診断と治療

a）診断

①ガラクトース血症：ボイトラー法で蛍光がなければⅠ型のウリジルトランスフェラーゼ欠損症，ガラクトースとG1Pを測定し，後者が低値であればⅡ型のガラクトキナーゼ欠損症，4-エピメラーゼ活性が低値であればⅢ型と診断される（図7）．

②糖原病Ⅰ型：糖負荷試験で血糖の上昇時に乳酸値の低下を認めればⅠ型と診断できる．日本人の場合，遺伝子解析が有用である．

b）治療

①ガラクトース血症：乳糖を除去した食事治療が原則である．乳児期は無乳糖乳や大豆乳を用い，離乳期以後は乳製品はもちろん，乳糖を含む様々な食品を除去する必要がある．乳糖除去食は生涯続けなければならない．

②糖原病Ⅰ型：低血糖を予防するため頻回の食事を摂取する必要があり，夜間睡眠時にはスターチと糖原病治療粉乳（GSD-N）の内服が必要である．またガラクトースを含む乳糖とフルクトースを含むショ糖は摂取を控えなければならず，制限糖とよばれる．

参考文献

・特殊ミルク共同安全開発委員会（編）：タンデムマス導入にともなう新しいスクリーニング対象疾患の治療指針．恩賜財団母子愛育会，2007
・日本先天代謝異常学会診断基準策定委員会（編）：先天代謝異常症の診療指針．2012

［新宅治夫］

2 タンデムマススクリーニングで発見できるおもな先天代謝異常症

a. はじめに

　タンデムマスとは質量分析器を2つ並べる（タンデム）ことにより，試料中の多くの物質を荷電と質量によって分離して定量することができる機器である．これを用いて血液濾紙から抽出した物質を定量することによって，多くの代謝疾患のスクリーニングができるという画期的な方法として導入された．

b. 測定物質と対象疾患

　この機器で測定できるのは，血液濾紙から抽出した微量検体中のアミノ酸とアシルカルニチンである．

　アミノ酸の定量からは異常高値のアミノ酸を同定することにより，おもにアミノ酸分解酵素の欠損が原因であるアミノ酸代謝異常症のグループが診断できる．またアミノ酸プロファイルに影響を与える尿素サイクル異常症の一部が見つかることもありうる．

　もう一つの測定物質がアシルカルニチンである．これは脂肪酸がアシルCoAとして活性化され，カルニチンと結合してアシルカルニチンとなり，ミトコンドリア内へ運ばれてβ酸化を受けるために必要な物質である．この様々なアシル基の定量により，脂肪酸のβ酸化のどこかに異常（脂肪酸代謝異常）があると，蓄積したアシルカルニチンからその原因がわかるという仕掛けである．

　一方，有機酸代謝異常症はアミノ酸の分解過程に出てくる中間産物としてのカルボン酸が蓄積するが，これがカルニチンと結合し，アシルカルニチンとして同定される．

c. アシルカルニチンの表記法

　実際の表記ではC#はアシルカルニチンの炭素鎖の長さを表しており，特にC0は遊離カルニチンを指す．また:1は炭素鎖に不飽和結合が1箇所含まれることを表しており，-DCは2つのカルボキシル基を有する「ジカルボン酸」であることを表す．

d. 対象疾患

　上記物質をタンデムマスで高速に安価に行うことができるようになって，診断できるようになった疾患は多い．ただ，疾患により確実な診断がしにくいものがあったり，診断後の治療効

表1 タンデムマススクリーニングの対象疾患

対象疾患	疾患頻度
アミノ酸代謝異常症	
高フェニルアラニン血症	1/6万人
メープルシロップ尿症	1/156万人
ホモシスチン尿症Ｉ型	1/78万人
シトルリン血症Ｉ型	1/26万人
アルギニノコハク酸尿症	1/40万人
シトリン欠損症*	1/8万人
脂肪酸代謝異常症	
カルニチンパルミトイルトランスフェラーゼ（CPT）Ｉ欠損症	1/31万人
カルニチンパルミトイルトランスフェラーゼ（CPT）Ⅱ欠損症*	1/26万人
カルニチンアシルカルニチントランスロカーゼ（CACT）欠損症*	―
極長鎖アシルCoA脱水素酵素（VLCAD）欠損症	1/16万人
ミトコンドリア三頭酵素（TFP）欠損症	
長鎖ヒドロキシアシルCoA脱水素酵素（LCHAD）欠損症	―
中鎖アシルCoA脱水素酵素（MCAD）欠損症	1/10万人
短鎖3-ヒドロキシアシルCoA脱水素酵素（SCHAD/HAD）欠損症*	
全身性カルニチン欠乏症*	1/26万人
グルタル酸血症Ⅱ型（GA2）*	1/31万人
有機酸代謝異常症	
プロピオン酸血症（PA）	1/5万人
メチルマロン酸血症（MMA）	1/12万人
メチルクロトニルグリシン尿症（MCG）	1/16万人
グルタル酸血症Ｉ型（GA1）	1/18万人
イソ吉草酸血症（IVA）	1/52万人
マルチプルカルボキシラーゼ欠損症（MCD）	1/52万人
3-ヒドロキシ-3-メチルグルタル酸血症（HMGA）	―

＊二次対象疾患

果が必ずしも確実でないものもあり，どの疾患までレポートするかは検査施設により微妙な違いがあるようである．また，この中でも診断効率が高く治療効果の有効性の高い一次対象疾患と，この方法での見逃しが多かったり，治療効果の有効性が確実でない二次対象疾患に分類される（**表1**）．

e. 臨床症状と治療法

　個々の疾患によって症状・治療は異なるが，ここでは疾患群ごとの概念としての臨床症状と治療のコンセプトについて概説する．

1）アミノ酸代謝異常症

　アミノ酸代謝異常症は疾患ごとに分解できないアミノ酸が蓄積し，場合により高アンモニア血症を示すものもある．その蓄積物質の毒性により，中枢神経への影響や肝機能障害をきたす．治療は基本的には分解できないアミノ酸の制限をめざす特殊ミルクや，アミノ酸を含む蛋白の摂取制限が主たる治療目標となる．

2）脂肪酸代謝異常症

　脂肪酸代謝異常症は，食後最初に使われる炭水化物の解糖系の回転の次に脂肪酸代謝がエネルギー産生システムとして重要となるため，エネルギー産生異常症として発症する．この疾患は通常時には症状が少なくても，感染症や飢餓時において，普段以上にエネルギー消費が増えたときに発症するものが多く，低ケトン性低血糖，肝機能異常，高アンモニア血症をきたしたり，時に乳幼児突然死をきたす．治療は長時間の絶食を避けるようにして，時には生コーンスターチを使用し，感染症などの代謝ストレスをなるべく避ける．長鎖脂肪酸の代謝異常に対しては低脂肪食，特に長鎖脂肪酸を制限するためにMCT（中鎖トリグリセリド）ミルク，MCTオイルを使用し，カルニチンも投与する．摂食不良となった急性期には早めにブドウ糖補液を行う．

3）有機酸代謝異常症

　有機酸代謝異常症に対しては，前駆物質の負荷をのぞくような，特殊ミルクなどを用いた食事療法を行い，絶食時間を長くしない，感染症などの代謝ストレスをなるべく避けるなどの注意を行う．カルニチン投与，疾患によりビタミンなどの薬物療法も行う．急性期には蛋白の摂取を止めるために絶食し，ブドウ糖による高カロリー輸液を行い，必要に応じた集中治療を行う．

参考文献

- 特殊ミルク共同安全開発委員会(編)：タンデムマス導入にともなう新しい対象疾患の治療指針．恩賜財団母子愛育会，2007
- 重松陽介：タンデムマス・スクリーニング対象疾患の手引き．厚生労働省科学研究費補助金：成育疾患克服等次世代育成基盤研究事業．タンデムマス導入による新生児マススクリーニング体制の整備と質的向上に関する研究．2012

［酒井規夫］

3 先天代謝異常症における食事療法の概略と栄養士の役割
―フェニルケトン尿症を中心に

a. はじめに

　先天代謝異常症の食事療法が開始されてから半世紀が過ぎた現在，当初には考えられなかっためざましい進歩がみられている．多くの医師，管理栄養士，栄養士および患者と家族の努力と工夫に加えて，治療用食品の開発と製造に取り組んだ関係各社の熱意の結果である．

　治療可能な疾患でも，ほとんどが生後1年以上過ぎてから診断されていたため，食事療法を開始する時期が遅れ，障害の発生を予防することができなかった．また，治療食特有の臭いと味のミルクなどになじめないことが大きな問題であった．

　1977年，先天代謝異常症の早期発見と早期治療を目的に，新生児マススクリーニングが開始されて以来，新生児期から適切な食事療法が行われるようになり，正常に発育する患児が多くなった．

b. フェニルケトン尿症（PKU）食事療法の考え方

　PKUの場合，血中や組織中に異常に蓄積したフェニルアラニン（Phe）が知能の障害やメラニン色素欠乏などの原因になっているので，Phe摂取量を制限しなければならない．一方，Pheは必須アミノ酸であるため，成長発育と健康維持のための最少必要量は確保しなければならない．

1）乳児期

　日常摂取するミルクや食品には，動物性，植物性いずれの蛋白にも2.1～5.8%のPheが含まれており，必然的に供給されてしまう．そこで，低Pheまたは無PheミルクやPheを添加しないアミノ酸混合物を中心に，蛋白の少ない野菜，いも類，果物，油脂，でんぷん，砂糖類，穀類などのPhe量を計算しながら組み合わせ，各発育時期に必要な栄養量（エネルギー，蛋白）を満たすようにしなければならない．

　1989年，Phe 10mgを1単位として「フェニルケトン尿症食品交換表―食事療法のために―」が出版され，食事指導や家庭での献立作成に利用されるようになった．当時，空腹時血中Phe値が乳児期4～8 mg/dL，幼児期4～12 mg/dL，学童期15 mg/dL前後を維持することを目標にPhe摂取量を定めていた．

　乳児期は脳が急速に発達するために，食事療法が最も重要な役割を担う時期で，適切に行われるか否かが知的発達に大きな影響を与える．また，体の発育も最もさかんなため，Phe欠乏症にならないように注意する．1歳までのPhe摂取量は調製粉乳（乳児期前半までは母乳量が

確保されれば母乳）からとし，幼児期に固形食から過不足なく Phe を摂取できるようになれば，調製粉乳の使用を中止して Phe 除去ミルクのみに切り替える．

離乳開始には粥（米）をさけて，さつまいも，かぼちゃ，じゃがいもなどを使用し，固形食の食感や味に慣れさせるようにする．離乳の時期は 1～2 歳を目標にするが，焦らずに Phe 除去ミルクを中心とした食事で経過をみると，2～3 歳になると受け入れるようになる．

2）幼児期

Phe を制限しながら指示されたエネルギーと蛋白の必要量を与えなければならず，食品や味に好みも出てくるので，献立に工夫を要する．さらに保育所や幼稚園に通うようになると，厳格な食事療法を続けるためには，お弁当と治療用ミルクを持参させる．そして他の子どもたちと同じものが食べられない食事療法の重要性を保育士，栄養士，母親たちに説明し，また子どもたちにも理解してもらうことが大切である．

おやつについても，治療用食品の菓子類から選んだり，市販菓子類で Phe 量が少ないものを許容範囲内で与えることができる．

3）小学生

低学年では，幼児期後半と同様に厳しく Phe 制限食を続ける必要がある（「第 2 次改定勧告治療指針（平成 24 年度）」の血中 Phe 値の維持範囲の表 **p.39** 参照）．また自己管理ができるように検査結果を本人に知らせることも大切である．

学校給食には，蛋白を多く含む食品が使われているので，Phe 許容量に見合った内容のお弁当を持参させることが必要である．治療用ミルク（粉末のまま）を必ず持参させて，昼食時にお湯で溶いて飲むように指導する．保護者からは常に担任の先生に十分な連絡をとるようにする．

4）中学生・高校生

中学校で給食がある場合，学校の食堂で食べることも考えられるが，血中 Phe 値などを自分で観察しながらお弁当持参が望ましい．主食のごはんやパンは，治療用低 Phe 食品のものを持参させる．

高校生になると，友達と一緒に学生食堂で食べる機会も多くなるが，蛋白が多い食品はさけて，野菜料理を選ぶよう指導する．治療用ミルクは必ず飲み続ける．

5）成人

これまで述べてきた食事療法は成人になるまで継続すべきである．多くの症例の長期にわたる追跡調査の結果から明らかにされたように，一生続けることが望ましい．特に女性で将来子どもが欲しいと考えている場合は，厳しい食事制限を行って血中 Phe 値を 5 mg/dL 前後に保ってから妊娠することが重要である．

C. 治療用食品開発の歩み

すでに述べたように，PKU 食事療法の中心になるのは治療用ミルクである．乳児期には必要な Phe は，調製粉乳か母乳と調製粉乳を組み合わせて確保する．離乳期に入ると，ミルク以外

に摂取する食品にPheが含まれているので，少しでも多くの自然食品を利用するための工夫が必要になる．

1975年までわれわれは，市販の菓子類の代わりにPhe無添加総合アミノ酸粉末を加えたビスケットなどを試作して，雪印乳業研究所のテストキッチンに製品化を依頼した．当時の患児たちはビスケットが食べられると喜んだ．その後研究所でいろいろと検討した結果，アミノ酸特有の味と臭いの強いPhe無添加総合アミノ酸粉末を加えないで，低Pheビスケットや低Pheあられを作るようになった．これらはかなり長い間，雪印乳業から患児たちに無償提供された．

わが国のPKU研究の第一人者であった大浦敏明先生は，明治乳業研究所に低Pheパンの作成を依頼された．その結果，市販の食パンの約1/3のPhe量の食パンが焼けるようになった．これを1982年PKU親の会の料理講習で紹介したところ，非常に好評で，希望者が続出したため，明治乳業から実費で提供されるようになった．しかし，その後この低Phe食パンが継続できなくなったため，別の食品会社グンプンに依頼してパン100g中のPhe 28 mg（パン1枚70g）の食パンを製造してもらい，冷凍で販売できるようになった．また1982年から財団法人「広げよう愛の輪運動基金」の研究助成金によって，ミスタードーナツと日本製粉の協力で，低Pheドーナツミックスが製品として完成し，ホットケーキ，クレープ，カップケーキ，クッキーなども家庭でつくれるようになり，1996年まで利用されていた．

一方，それより以前から，腎不全や透析患者のエネルギー補給のために，でんぷん麺が作られていた．この麺は添加物，化学合成品は一切加えず，とうもろこしと小麦のでんぷんを加圧・加熱し，自然乾燥させて消化吸収率を高めている（アルファー化）．でんぷん麺100gあたりのPhe 11 mg，蛋白0.4 g，エネルギー358 kcalであるため，Phe制限のためにごはんや麺類が十分食べられない子どもたちでも，安心してたくさん食べることができる．また，水に浸けて柔らかくしたでんぷん麺を，包丁かミキサーで米粒くらいに小さくして，お米と同量程度に混ぜて炊くと，ごはんのPhe量を1/2まで減らすことができた．ピラフ，炒飯などにすれば100%でんぷん麺でもおいしく食べることができる．ただし，冷めるとボロボロになるので理解しておく必要がある．

このでんぷん麺を製品化した日本療食の奥野哲也氏からは，でんぷんスパゲッティも提供された．さらに同氏によってでんぷん米の開発も行われ，でんぷん餅，でんぷんせんべい，でんぷんポン菓子など，主食ばかりでなく間食に利用できる製品の種類も増えた．

以上のように，現在では米穀類，餅，パン，低蛋白ごはん，菓子類，調味料類，その他の治療用食品を開発するメーカーが多くなっている．

d. 特殊ミルク共同安全開発事業および特殊ミルク事務局の発足

1977年から，先天代謝異常症の早期発見と早期治療を目的として，ガスリー法による新生児マススクリーニングが開始された．この事業を遂行するために不可欠な治療用特殊ミルクを開発・改良して，経済的にも安定に供給体制を確立するために，1980年厚生省対策事業として「特殊ミルク共同安全開発事業」（現・代謝異常児特殊ミルク供給事業）がスタートした．

このための「特殊ミルク事務局」は母子愛育会が設置する総合母子保健センター内に置かれた．事務局には特殊ミルク共同安全開発委員会があり，委員会は特殊ミルク改良開発部会の第一部会（医師5名），第二部会（管理栄養士5名）で構成されている．

委員会では，特殊ミルクおよび先天代謝異常症などの治療に関する研究開発，安全供給の対

策，広報などを検討し，情報の交流に役立たせている．

1998年「食事療法ガイドブック―アミノ酸代謝異常症のために―」が特殊ミルク共同安全開発委員会によって編集，発刊され，生後PKUと診断されると，1か月以内に患児の家族，担当医師および管理栄養士に無償で配布されている．

2008年からは，「改訂2008食事療法ガイドブック―アミノ酸代謝異常症・有機酸代謝異常症のために―」が，タンデムマススクリーニングで発見された各々の疾患に対しても配布されている．

2003年には，「わかりやすい肝型糖原病食事療法」第1版が刊行された．また，1981年から毎年「特殊ミルク情報」の冊子を発行して，情報の提供に努めている．

e. フェニルケトン尿症親の会

PKUの子どもをもつ親御さんたちと喜びや悲しみを共にしてこられた大浦敏明先生（当時大阪市立小児保健センター）は，1972年3月「フェニルケトン尿症親の会」を大阪で設立された．以来，毎年夏に1回，医師の話，新しい治療用食品や料理法の紹介などを行っている．管理栄養士などがPheの少ない限られた食品で食事を作り，試食する機会も設けた．会を重ねるごとに，毎日の生活の中から出てくる多種多様の悩みや工夫など，患児家族からの発言も多くなり，保育士や学校の先生などとも一緒に気軽に話し合える場になった．その後関東に支部ができ，現在は関西，九州，東海，東北の5支部からなる「PKU親の会連絡協議会」に発展した．大浦先生が長年望んでおられた会員の方々による自主的な運営がなされていて，総会の開催ばかりでなく，「親の会ニュース」の発行，その中には新しい治療用食品，最近では海外のものも紹介されて，患児と家族の生活に大変役立っている．

f. 臨床栄養協会の設立

臨床医学と栄養学の関連が大切なことはわかっていても，実際に臨床の場で医師と栄養士が個々の症例について意見を交換し，治療にあたることは，ごく限られた施設でしか行われていなかった．しかし，時代の変遷とともに，医師と栄養士の知識の向上と密接な連携を目的とした組織を造る機運が高まってきた．

1977年2月，東京で小児科医4名，栄養士4名で準備会を開き，同年7月の発起人会には内科，外科を含めた臨床医と病院栄養士19名が集まった．そこでは疾患別に研究グループをつくり，医師と栄養士が同じテーブルで実質的な討議をするための企画および全国的な学術集会を開催するための事務局の設立が決定した．

1980年11月，第1回日本臨床栄養協会総会が開催され，メインテーマは「開発食品をめぐって」であった．同時にこの分野に関心をもつ食品や薬品の企業が加盟する「臨床栄養協会協力会」が組織された．これらの企業は毎年の総会会場で，治療用食品，新製品の紹介・研究・製品化などを行って，積極的に協力が得られるようになった．これは学会と異なる「協会」の特徴である．

毎年の総会は徐々に大規模になったため，医師と栄養士がもっと時間をかけて話し合う機会がほしいと要望があり，1988年から大阪で年2回「近畿地方会」を開くようになった．その後「関東地方会」も生まれている．

2003年からは，日本臨床栄養協会と日本臨床栄養学会が共催で大連合大会が開催されている．連合大会では，シンポジウム，パネルディスカッション，ワークショップなどが数多く組まれるようになった．第Ⅴ回大連合大会では，シンポジウム「臨床栄養の展開―医師と栄養士が手を結べば何ができるか―」が実現し，有意義な討論が行われた．

　患者数は少なくても，個々の生涯が栄養管理によって大きく左右される疾患に対して，医師と管理栄養士の密接な連携を今後も充実させなければならない．

参考文献

・特殊ミルク共同安全開発委員会（編）：フェニルケトン尿症食品交換表．食事療法のために．恩賜財団母子愛育会，1984
・特殊ミルク共同安全開発委員会（編）：改訂2008 食事療法ガイドブック アミノ酸代謝異常症・有機酸代謝異常症のために．恩賜財団母子愛育会，2008
・堀内幸子：フェニルケトン尿症料理集．フェニルケトン尿症親の会，1991

［堀内幸子］

4 小児の成長発達と栄養の基礎知識

a. はじめに

　先天代謝異常症は，栄養代謝にかかわる酵素をコードする遺伝子の異常により，酵素活性の変化が原因で，酵素の基質になる栄養素の蓄積と産生される栄養素の低下が起こり，様々な臨床症状を呈する疾患である．蓄積する栄養を制限する栄養療法がprimary therapyとして位置づけられている．また，子どもの特徴は成長（発育・発達）することであり（図1），栄養障害から発育障害を起こし発達障害に至る可能性がある．この分野では栄養の役割は大きく，制限食であるために成長への配慮を怠ってはならない．ここでは，一般的な成長発達と栄養についての基礎知識をまとめてみた．

b. 子どもの成長とそれを規定する要素

1）ICPモデル（図2）[1]

　Karbergは身長発育パターンを数学的分析し，3期に分かれることを示した[1]．infant（乳児期）

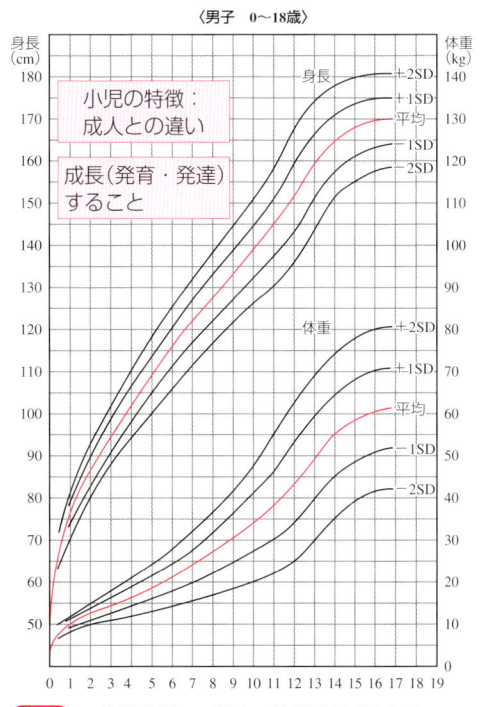

図1　成長曲線で成長の軌跡を評価する
〔平成12年乳幼児身体発育調査報告書（厚生労働省）および平成12年度学校保健調査報告書参照〕

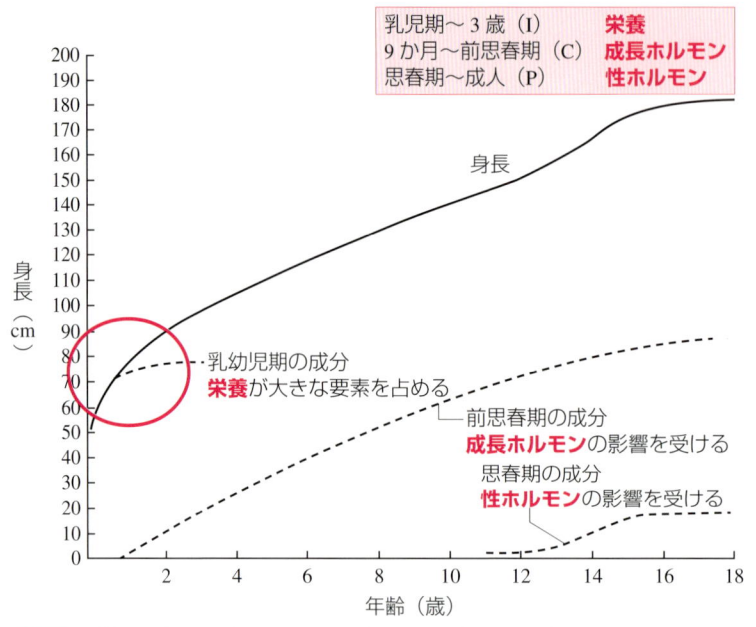

図2 小児の身長発育にかかわる成長因子（ICPモデル）
○はICT（乳児期・小児期移行）を示す
〔Karlberg J, et al.：Linear growth retardation in relation to the three phases of growth. *Eur J Clin Nutr* **48**：S25-43, 1994を参考に著者作成〕

は成長スピードが最も大きい胎児期後半から乳児期の成長で，「栄養」が大きな要素となる．child（子ども期）は1歳ごろから穏やかに成長する時期で「成長ホルモン」が関与，そしてpuberty（思春期）には「性ホルモン」が関与しスパートをかけ成長が完了する．このうちどれが欠けても順調な成長はできない．

一般的な思春期の発来時期と身長の平均は，男子で11歳145 cm，女子で9歳134 cmである．男女ともに思春期がきたのち約25 cmを獲得し，最終身長（男170 cm，女159 cm）を迎える．女子の平均初潮年齢は12.3歳で，初潮後，最終身長まで6 cm伸びる．栄養障害があると思春期発来が遅くなることがある．思春期に分泌がはじまる性ホルモンにより骨密度の増加も認められるため，思春期発来が遅いと骨粗鬆症の危険がある．思春期が来るまでにある程度成長していないと，最終身長が低身長となる．また，上記のICPモデルにおける乳児期と小児期の移行時期の変速点をICT（乳児期・小児期移行）とよぶ．ICTと成人身長は負の相関が認められ，乳児期から小児期への移行は，最終的な成人身長の最も重要な決定因子である．低栄養ではICTが遅くなる．そのため，代謝異常症の治療にあたって，乳児期の適切な栄養と成長への配慮は最終的な患者の体格にとっても大切である．

2）成長ホルモン作用のメカニズム（図3）

成長ホルモン（GH）に反応して肝臓あるいは軟骨細胞から分泌される成長因子であるインスリン様成長因子1（IGF-1：ソマトメジンC）は小児の成長に大変重要な役割を担う．長管骨の伸長，筋肉の成長を通して成長を促し，その作用は睡眠・栄養で促進され，ストレス・低栄養で作用を抑制する．

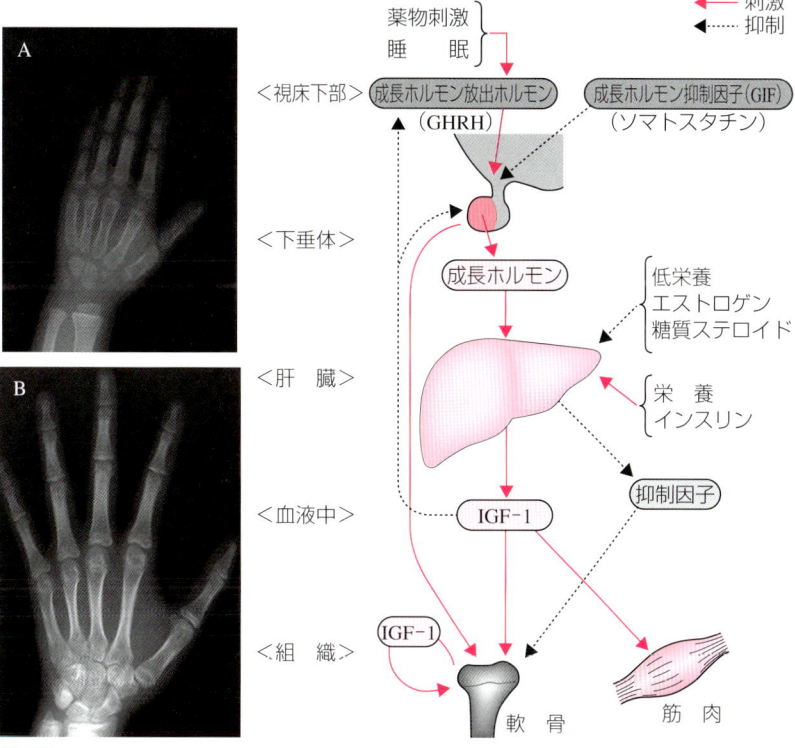

図3　成長ホルモン作用のメカニズム
A：暦年齢3歳，骨年齢3歳，B：暦年齢13歳，骨年齢13歳
A→Bと暦・骨年齢が進むとともに手根骨の数が増えて，骨端線が狭くなりやがて閉鎖する→これにより成長は止まる
〔立花克彦：成長ホルモンのメカニズム―診断と治療の説明のために―を参考に著者作成〕

3）栄養障害とGH/IGF-1系の変化

　血清IGF-1はヒトの成人，小児，乳児，動物の疾患時，健康個体の実験系ともに非常に敏感な急性栄養障害の指標（栄養評価）[2]であり，思春期前の小児においては慢性・急性の栄養障害においてIGF蛋白は身体計測を反映する[3]．一方，栄養状態の回復をIGF-1は最もよく反映し[4]，極端な栄養障害ではBMIやほかの体組成をIGF蛋白が反映する[5]．

4）食事組成とIGF蛋白

　食事中の炭水化物と脂肪量がIGF蛋白に影響[6]し，血清IGF-1濃度を維持するのに蛋白摂取量に関係なく11〜18 kcal/kgのエネルギー摂取が必要[7]である．栄養はIGF-1の重要な調整因子である．

C. 栄養障害の影響とその評価法

1）栄養障害の影響

　栄養不良（malnutrition）は除脂肪組織（lean body mass：LBM）が減少することによって起こるが，進行するなかでまず，筋肉量の減少（骨格筋，心筋，平滑筋），次に内臓蛋白の減少（アルブミン，トランスフェリンなど），免疫系の破綻（リンパ球，補体，抗体，rapid turnover pro-

表1 小児の栄養評価法

- 身体計測：身長，体重，BMI
- 栄養士による食事調査
- 血液検査
  アルブミン
  rapid turnover proteins（RTP）
    プレアルブミン，トランスフェリン，レチノール結合蛋白，IGF-1
  BUN/クレアチニン
- 窒素平衡
- 基礎代謝

teins：RTPなどの減少）が起こる．さらに進行すると創傷治癒の遅延が生じ，臓器の機能不全（消化管，肝臓，心臓）が起こり，栄養障害への適応ができなくなり，LBMが70％まで減少すると死に至る[8]．これは成人で示されたものであるが，小児においてはさらに栄養障害が発育・発達にも影響する．神経系の発育には受攻期（vulnerable period）があるといわれている．発展途上国チリにおけるフィールドワークから，ヒトの乳児の低栄養が，永続的な成長障害と知能低下（脳DNAと頭囲の減少）をまねくことが示された[9]．ヒトではその受攻期は胎生後期から18か月までである[10]．また子どもの知能と頭囲は正の相関[11]をすることも示されており，発育障害をみたときには頭囲も測定することが大切であり，逆にいえば，頭囲の発育も阻害されている発育障害は治療を急ぐ必要がある．

2）栄養障害の評価法

栄養状態の客観的な指標として様々な栄養評価がある（**表1**）．栄養評価によって栄養障害を早期に発見することができる．その方法には①身体計測：身長，体重，BMI，②栄養士による食事調査，③血液検査：アルブミン，RTP（プレアルブミン，トランスフェリン，レチノール結合蛋白，IGF-1など），BUN（血液尿素窒素）/クレアチニン，微量元素，④窒素平衡，⑤基礎代謝などある．

a）身体計測

身長発育は，もともと発展途上国での栄養評価として用いられ，低身長はstunting（慢性栄養障害）の指標とされてきたが（**図4**），わが国の現代社会においても低身長児は慢性栄養障害に陥っていると考えられる．

b）栄養士による食事調査

栄養士による食事調査では，食事記録法，食物摂取頻度調査法，写真画像記録法など様々な方法が提唱されており，それぞれに長所，短所が存在する．

体格の異なる対象に対して，食事摂取量の評価基準に何を用いるか議論のあるところであるが，2015年版「日本人の食事摂取基準」の小児の基準はCODEXの「Standard for infant formula and formation for special purposes intended for infants」に準じて掲載されている．また，一般小児の食事摂取量は，厚生労働省により毎年，国民健康・栄養調査の報告がなされている．

c）RTP

RTPは半減期が短い血清蛋白で，半減期は2〜3週間の血清アルブミンに比べ，短期間あるいは中等度の栄養障害を的確に捉えることができる[2]．半減期はプレアルブミン2〜3日，レチノール結合蛋白とIGF-1は12〜15時間のRTPであり，敏感な栄養指標でもある．

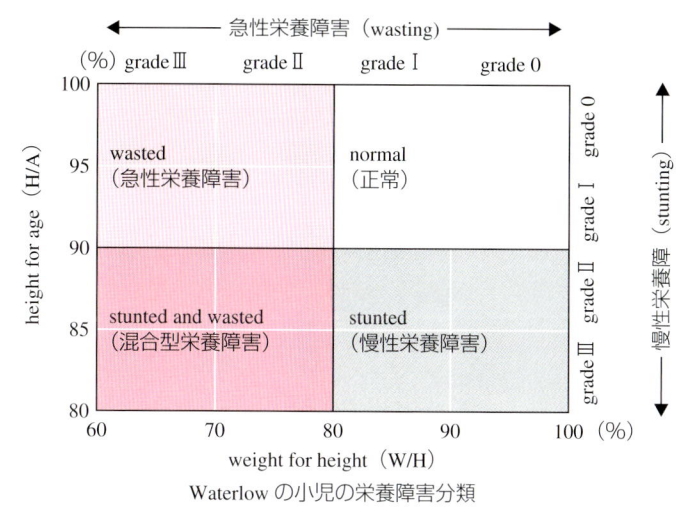

図4 小児の低身長は慢性栄養障害の指標

Waterlowの小児の栄養障害分類

表2 特殊ミルクや経腸栄養に注意のいる栄養障害

欠乏するもの	症　状	含有食品・薬品
銅	貧血，好中球減少，免疫能低下，易感染性，骨変化	ココア，きなこ，オレンジジュース，味噌汁，ゴマ，豆類
亜鉛	免疫能低下，皮膚炎，下痢，成長障害，味覚障害，貧血，口内炎，脱毛など	ココア，きなこ，豆類，ゴマ，レバー，プロマック®（胃潰瘍治療薬）
セレン	筋肉痛，心筋症，爪床部の白色，発がん率が高くなる	かつお，いわし，玄米
マンガン	骨の発育低下，運動失調	肉類，豆類，酵母，キウイ，干しいたけ
ビタミンK	出血傾向	ケイツー®シロップ
ビオチン	皮膚炎，脱毛，毛髪の色素喪失	ビオチン
長鎖脂肪酸	抗炎症作用，抗アレルギー作用，血清脂質低下作用などの減弱	肝油
食物繊維	腸管機能低下，便秘，小腸絨毛萎縮	ファイバードリンク，果物，いも類
ヨード	甲状腺機能低下，甲状腺腫大発育障害	のり，昆布，海藻

d) 亜鉛などの微量元素，ビタミン（表2，図5）

　新生児〜乳児期にかけての代謝疾患の治療の主体は特殊ミルク（p.128参照）を使うことになるが，この特殊ミルク中に亜鉛，セレン，ヨード，カルニチン，銅などの特殊な栄養素の含有量が少なく，欠乏症を起こす危険性がある．これらの微量元素は，乳児の正常な発育に不可欠な栄養素である．

　セレンは，グルタチオンペルオキシダーゼの構成元素として，血液および細胞において過酸化脂質を還元する反応に関わっており，抗酸化作用を担う元素としても注目されている．欠乏により，爪の白色化，易感染性，肥大型心筋炎，筋肉痛，甲状腺機能異常などを起こす．

　亜鉛の生理作用は成長，皮膚およびその付属器官の新陳代謝，生殖機能，骨格の発育，味覚の維持，行動への影響などあり，成長期にある小児にとって重要な微量元素である．亜鉛欠乏が直接的間接的にGH/IGF-1軸に影響し，亜鉛欠乏がIGF-1の産生を低下させる．

　また，銅は複数のオキシダーゼのコファクターであり，成人では肝臓，脳，心臓，腎臓に，新生児では肝臓に全身の半分が存在する．肝臓に十分蓄積される前の未熟児，フィチン酸の多い全粒穀類の大量摂取，亜鉛の大量摂取などが欠乏の原因となるとされ，欠乏症状は精神発達

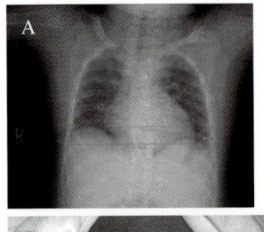

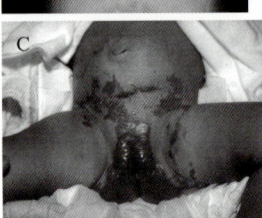

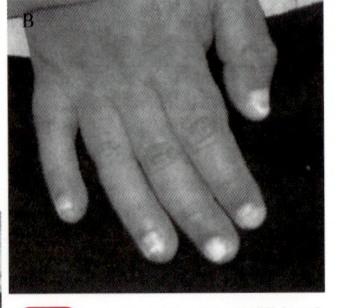

図5 セレン欠乏と亜鉛欠乏
A：セレン欠乏による心拡大．B：爪の白色化（セレン欠乏），C：亜鉛欠乏症の皮膚炎；粘膜と皮膚の移行部を中心に湿った皮膚炎が起こる

遅滞，筋緊張低下，皮膚や毛髪の色素減少，顔色不良，鉄剤抵抗性鉄芽球性貧血，好中球減少，肝脾腫，骨粗鬆症などあり，銅もまた亜鉛と同様に成長期にある小児にとって重要な微量元素である．

d. おわりに

子どもは成長発達することが成人との違いで，健やかな成長発達のためには栄養が中心的な役割を担い，バランスのよい食事と規則正しい食生活は重要である．

代謝疾患の栄養療法において，疾患に応じた制限食を続け，代謝を安定させる必要があるが，成長曲線（図1）や栄養の評価をしながら，子どもの成長の軌道のずれを早期にみつけ軌道修正する努力が必要であり，医療者はその大切な役割を任っている．

文　献

1) Karlberg J, et al.：Linear growth retardation in relation to the three phases of growth. *Eur J Clin Nutr* **48**：S25-43, 1994
2) 金矢　忍，他：小児における栄養評価法の検討．日児誌 **88**：591-598，1984
3) Bhutta ZA, et al.：Insulin-like growth factor I response during nutritional rehabilitation of persistent diarrhoea. *Arch Dis Child* **80**：438-442, 1999
4) Minuto, et al.：Insulin-like growth factor I（IGF-I）and body growth. Physiological implications and clinical applications. *J Endocrinol Invest* **12**：127-128, 1989
5) Caregaro L, et al.：Insulin-like growth factor 1（IGF-1）, a nutritional marker in patients with eating disorders. *Clin Nutr* **20**：251-257, 2001
6) Musey VC, et al.：Differential regulation of IGF-1 and IGF-binding protein-1 by dietary composition in humans. *Am J Med Sci* **305**：131-138, 1993
7) Smith WJ, et al.：Effects of caloric or protein restriction on insulin-like growth factor-I（IGF-I）and IGF-binding proteins in children and adults. *J Clin Endocrinol Metab* **80**：443-449, 1995
8) Steffee WP.：Nutrition intervention in hospitalized geriatric patients. *Bull N Y Acad Med* **56**：564-574, 1980
9) Winick M, et al.：Malnutrition and cellular growth in the brain：existence of critical periods. In：lipids, malnutrition and the developing brain. *Ciba Found Symp*：199-212, 1971
10) Dobbing J.：The later growth of the brain and its vulnerability. *Pediatrics* **53**：2-6, 1974
11) Gale CR, et al.：Critical periods of brain growth and cognitive function in children. *Brain* **127**：321-329, 2003

［位田　忍］

疾患別栄養食事指導の実際とケース

A 糖代謝異常症

1 肝型糖原病

- ◆成因：肝型糖原病はおもにⅠ，Ⅲ，Ⅳ，Ⅵ，Ⅷ型に分類される．グリコーゲンの分解経路にある酵素の一つの異常により発症し，X連鎖性遺伝であるⅧ型の一部をのぞいて常染色体劣性遺伝形式を示す（図1）[1]．
- ◆病態：食後の過剰なグルコースが肝グリコーゲンとして合成される機能は正常であり，低血糖時にグリコーゲン分解が十分に進まないために，肝臓におけるグリコーゲンの過剰蓄積と低血糖が主たる病態である．特にⅠ型においては低血糖が著しい．
- ◆臨床症状：肝腫大と低血糖が起こり，特にⅠ型においては乳酸アシドーシス，尿酸高値などをきたし，低血糖による二次性の低身長，精神発達遅滞などをきたす可能性がある．
- ◆日本における発症頻度：約2万人に1人，病型としてはⅧ（もしくはⅥ）型，Ⅰ型，Ⅲ型の順で多く，Ⅳ型はまれである．
- ◆診断基準：基準とするようなものはないが，上記臨床症状，検査所見に加え，肝CT値の上昇，肝生検でのグリコーゲン蓄積により診断され，最終的に，型診断は酵素診断（血球，肝組織），一部遺伝子診断が有効である．

治療・管理の方針

一時的な高血糖を防ぎながら低血糖にならないようにすることが目標であり，まず栄養素のバランスを脂肪を少なくし，炭水化物を多めに，蛋白は必要量分とすることが大きな目標であり，割合は糖：脂質：蛋白比を70：15：15程度にすることを目標にする．そして炭水化物は少量頻回食で，なかでも未調理コーンスターチの使用，αグルコシダーゼ阻害薬（ボグリボース）の投与などを行うことがある．乳児期には糖原病ミルクも有用で，明治糖原病用フォーミュラ昼用（GSD-D），夜用（GSD-N）がある．

栄養食事指導のポイント

①成長に必要なエネルギー，栄養素の確保

摂取栄養量の目安は同年齢の健常児と同様とする（日本人の食事摂取基準2010年版[2]を参照）．ただ，低血糖予防のために炭水化物を通常より多めにし，その分脂質を制限することが中心である．通常では糖質：脂質：蛋白比を60：25：15程度であるが，糖原病では，70：15：15程度を目標にする．

②頻回食，未調理コーンスターチの摂取

低血糖を防ぐため，また1回の食事の負荷量低減のために少量頻回食とする．また，夜間など食間の時間が長くなる場合には，未調理のコーンスターチを摂取することで低血糖を予防する（1.75～2 g/kgの摂取を目安とする）[3]．乳児期には糖原病ミルクも用いることができる．昼用GSD-D，夜用GSD-Nがある．

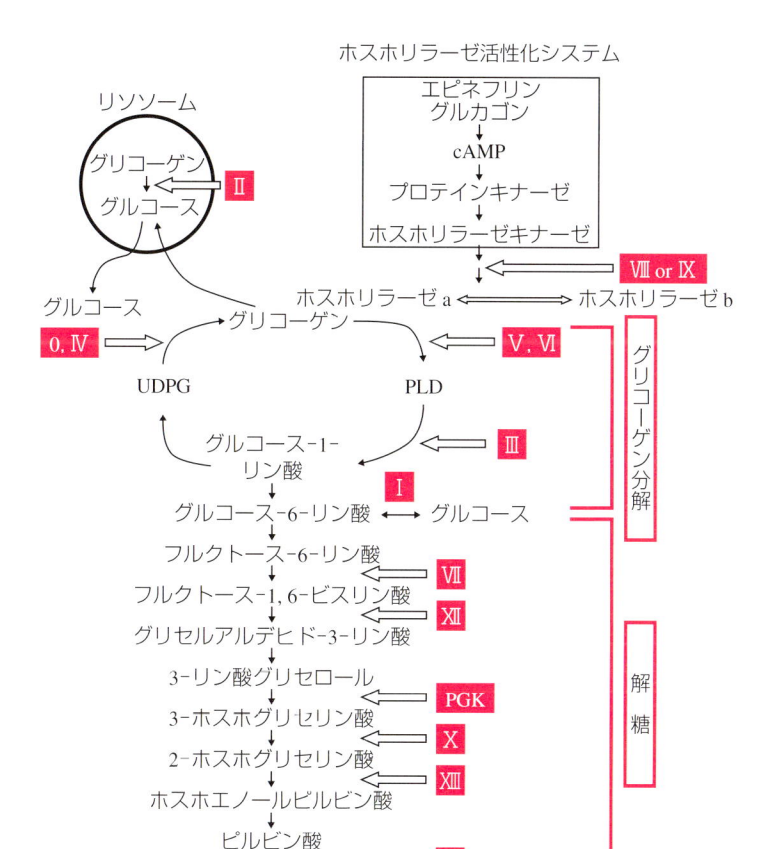

図1 グリコーゲン代謝マップ

cAMP：環状アデノシン一リン酸，UDPG：ウリジンニリン酸グルコース，PLD：ホスホリパーゼD，PGK：ホスホグリセレートキナーゼ．ローマ数字は糖原病の病型を示す．

〔Smit G, et al.：The glycogen storage diseases and related disorders. In：Fernanses J, et al（eds），Inborn metabolic diseases. 4th ed, Springer, Heidelberg, 101-157, 2006 を元に著者作成〕

③食事療法は，糖質代謝過程の障害されている酵素の種類やその程度により少しずつ異なる．

糖原病Ⅰ型では，糖質はでんぷん，麦芽糖，グルコースを中心とし，ショ糖，果糖，乳糖の摂取を糖質摂取量の5％以内とする．また，Ⅰ型以外では，ショ糖，果糖，乳糖の摂取量の制限は特にないが，一度に大量に摂取しないようにする．

④ミネラル，ビタミンの補給

コーンスターチ療法実践の際には，ミネラル，ビタミンの不足に注意する．

⑤長期的に日々実施することが必要となるため，患児の成長に伴った内容とし，患児背景を考慮する．

Case File >>> 2歳6か月より食事療法を継続している糖原病Ⅷ型の男児

主訴：肝機能障害．
既往歴：特記事項なし．

家族歴：弟が糖原病Ⅷ型．
現病歴：2歳6か月，原因不明の肝機能障害，肝腫大のため当院受診，入院となった．血液

表1　1日当たりの目標量に合った食品構成表例（5歳）

目標量：エネルギー 1,300 kcal，蛋白 45 g，コーンスターチ 35 g

食品	目安量 (g)	エネルギー (kcal)	蛋白 (g)	脂質 (g)	炭水化物 (g)	朝食 (g)	午前間食 (g)	昼食 (g)	午後間食 (g)	夕食 (g)	眠前 (g)
ごはん類	300	504	7.5	0.9	111.3			75	75	75	75
パン類	45	119	4.2	2.0	21.0	45					
いも類	20	16	0.4	0.1	3.6					20	
大豆製品	30	44	3.3	3.1	0.6					30	
肉類	40	68	8.7	3.3	0.2			40			
魚類	40	52	7.8	1.9	0.2					40	
卵類	30	45	3.7	3.1	0.1	30					
牛乳	150	101	5.0	5.7	7.2	150					
油脂類	15	122	0.0	13.1	0.0	5		5		5	
野菜類	240	71	3.4	0.4	15.1	80		80		80	
果物類	100	63	1.0	0.2	12.6	50			50		
調味料類	5	19	0.0	0.0	3.0	2	1			2	
コーンスターチ	35	124	0.0	0.2	30.2						35
合計		1,348	45.0	34.0	205.1						

検査および肝生検，さらに赤血球でのホスホリラーゼキナーゼ活性が低値であったことから糖原病VIII型と診断された．

入院時現症：身長 86 cm（−1 SD），体重 12 kg（mean），人形様顔貌，著明な肝腫大を認める．

入院時検査成績：AST/ALT 105/78 IU/L と高値，さらにアセト酢酸 959 μmol/L，βヒドロキシ酪酸 2,037 μmol/L とケトン体が上昇していた．一方，ピルビン酸 0.7 mg/dL，乳酸 15 mg/dL と上昇は認められなかった．また，肝生検の結果も糖原病の診断を支持し，さらにホスホリラーゼキナーゼ活性が低値であったことから糖原病VIII型確定診断となった．糖原病の診断に伴い，栄養食事指導を開始した．目標栄養摂取量は同年齢の健常児と同様とし，低血糖予防のために1日5回以上の頻回食と眠前のコーンスターチ摂取（目安量2g/体重1kg）を開始した．7日間の検査入院後，外来にて継続フォローした．

本ケースの特徴と重要ポイント

・肝機能障害，肝腫大で発見された糖原病VIII型男児．
・今までは重度の低血糖発作は認めていなかった．
・同疾患である弟とともに，継続した食事療法を実践できるよう栄養食事指導にて支援．
・栄養素バランスのよい食事，少量頻回食，眠前のコーンスターチ摂取の重要性を指導．

評価指標とアセスメント

・順調な成長発達
・肝機能の正常化
・血中ケトン体の正常化
・HbA1cの正常化

食事療法の進め方と目標

・調理担当の母親に低血糖予防のための頻回食，眠前のコーンスターチ摂取といった食事療法の具体的な方法とその必要性を説明する．
・成長に合わせた必要エネルギー量，必要栄養素が確保できるよう，年齢，体格，活動量を考慮した食品構成表を作成し，患児の生活に合わせ摂取目安時間とともに説明を行う（**表1**）．
・食事内容および摂取時間の記録から食事療法の実践状況を確認し，評価指標である成長発達の経過や肝機能，血中ケトン体などと照らし合わせながら，食事療法の評価，修正を行っていく．
・小学校入学後は学校とも連携し協力を得ながら，低血糖予防のために授業の合間に保健室でコーンスターチ摂取を継続した．
・栄養食事指導は，就学前より母児一緒に行い，本人も食事療法の必要性を徐々に理解できるよう指導した．学童期にはサッカーチームに加わり，練習には一人で行くようになった．運動量の大きなサッカーの練習に対し，患児自身で水分と糖質の補給（コーンスターチやおにぎり）をこまめに行った．

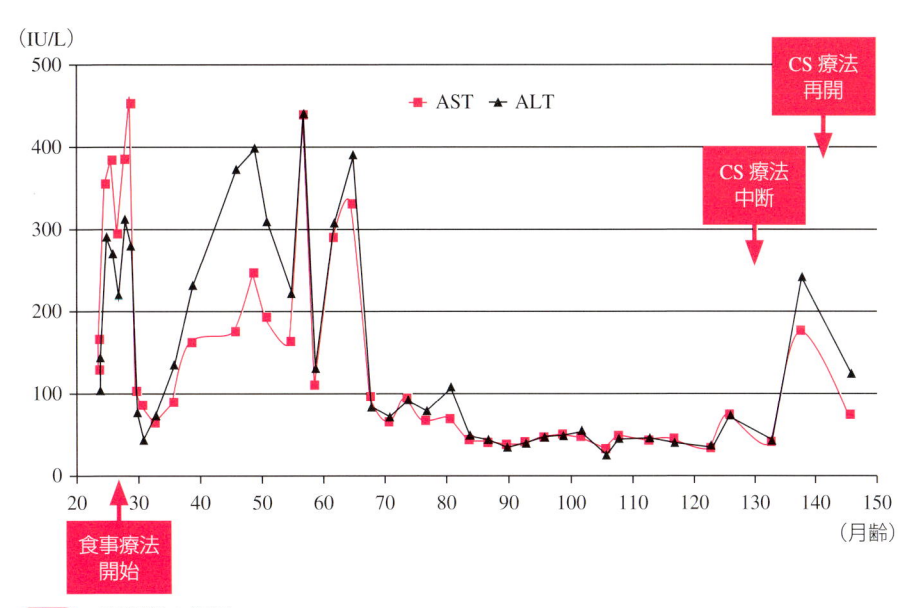

図2 肝機能の経過
CS：コーンスターチ

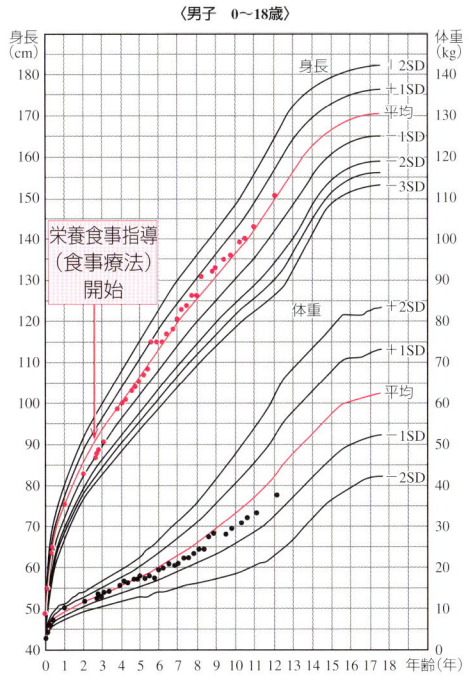

図3 発育の経過
〔平成12年乳幼児身体発育調査報告書（厚生労働省）および平成12年度学校保健調査報告書参照〕

献立の立て方

・食品構成表（**表1**）の目安量を，朝食，昼食，夕食および各間食に患児の生活にあわせて配分する．この患児の場合，就学前の間食は，おにぎりにて対応した．また，午後の間食はおにぎりに代わり菓子類（ゼリーなどが中心だった）を摂取することも多かった．就学後は午前中の間食はコーンスターチを嗜好飲料とともに摂取した．午後の間食は，菓子類で摂取することがさらに増えた．

- 眠前コーンスターチ療法により，炭水化物の摂取エネルギー比率が増加するため，その分は主食量にて調節する．炭水化物の食事摂取基準は50以上70未満％エネルギーである[2]．
- コーンスターチ療法を実践する場合は，ビタミン，ミネラル，食物繊維が不足しやすいため，野菜や果物を十分に取り入れる．
- 脂質異常症を予防するために，脂質の過剰摂取に注意した献立とする．

管理・介入結果

- 肝機能の経過を図2に示す．AST, ALTともに成長に伴い改善傾向にあった．136か月頃（11歳4か月頃），コーンスターチ療法を中断した時期に肝機能が悪化したが，再度眠前のコーンスターチ摂取を開始することで改善がみられた．
- 食事療法開始前には成長曲線と比較すると成長がゆるやかになった時期があったが，その後の成長は順調である（図3）．
- 食事療法開始時には両親の不安感を傾聴する機会が多くあったが，成長とともに食事療法の実践を重ね，またそれに伴い肝機能が落ち着きいたこと，さらに兄弟間で隔たりなく食事療法を行ったことなども，キーパーソンである母親の不安感を徐々に軽減する一因となったと考えられた．その結果，食事療法を長期に実践でき，患児の順調な発育につながった．

文 献

1) Smit G, et al.：The glycogen storage diseases and related disorders. In：Fernanses J, et al（. eds）, Inborn metabolic diseases. 4th ed, Springer, Heidelberg, 101-157, 2006
2) 厚生労働省：日本人の食事摂取基準（2010年版），2009（http://www.mhlw.go.jp/shingi/2009/05/s0529-4.html）
3) 特殊ミルク共同安全開発委員会（編）：わかりやすい肝型糖原病食事療法，恩賜財団母子愛育会，2013

[酒井規夫，長井直子]

A 糖代謝異常症

2 ガラクトース血症/高ガラクトース血症

- 乳糖が消化管において乳糖分解酵素で分解され産生されたガラクトースは，消化管で吸収された後，門脈を通って肝臓に達し，酵素処理される．その代謝が，門脈，肝臓，代謝酵素のいずれかの異常で障害され，高ガラクトース血症を起こす．新生児マススクリーニング（NBS）によって早期発見，早期診断されている．
- このガラクトースの代謝過程のなかで，代謝酵素異常による常染色体劣性遺伝疾患を狭義のガラクトース血症という．代謝酵素異常の部位（図1，p.9 図7）により3型に分類される．
- NBSでのガラクトース高値は，ⓐ遺伝性ガラクトース代謝酵素異常のものに加えて，ⓑ一過性，ⓒ門脈大循環シャント，ⓓ肝障害などが原因となる．なかでも門脈大循環シャントは頻度が7.4〜26.7%と高く，将来的に肝肺症候群や高アンモニア血症をきたすことが知られ，循環器科との連携が必須である．
- 肝障害ではシトリン欠損による新生児肝内胆汁うっ滞症（NICCD）や胆道閉鎖症が発見されることもある．
- 頻度，病態，症状，治療
  ①ガラクトース血症Ⅰ型（GALT欠損症）（遺伝子座：9p13）
  頻度：90万人に1人，病態：ガラクトース-1-リン酸ウリジルトランスフェラーゼ（GALT）の異常によりガラクトース-1-リン酸が蓄積，症状：食欲不振，不機嫌，嘔吐，下痢，黄疸遷延，肝脾腫，肝機能障害，知能障害，白内障，治療：乳糖除去ミルク，予後：厳格な食事療法により症状の発現や進行を防止．成長に伴い卵巣機能不全や学習障害．
  ②ガラクトース血症Ⅱ型（GALK欠損症）（遺伝子座：17q24）
  頻度：100万人に1人，病態：ガラクトキナーゼ（GALK）の異常，症状：白内障，治療：Ⅰ型に準じる．
  ③ガラクトース血症Ⅲ型（GALE欠損症）（遺伝子座：1p36-p35）
  頻度：16万人に1人，病態：UDP-ガラクトース-4-エピメラーゼ（GALE）の異常，症状：血球の酵素異常のみで症状はなく，治療は不要とされている．
- 診断基準：①門脈血管系の形態診断：超音波検査，血管造影などの画像診断，胆汁酸測定．②肝機能検査：胆汁うっ滞性肝障害の鑑別．③酵素診断：ガラクトース-1-リン酸（Gal-1P）ウリジルトランスフェラーゼ（GALT），ガラクトキナーゼ（GALK），UDP-ガラクトースエピメラーゼ（GALE）活性の測定．④遺伝子診断

治療・管理の方針

・乳糖を食事から除去することを原則とする．
・Ⅰ型，Ⅱ型では，乳糖除去食は生涯続けなければならない．

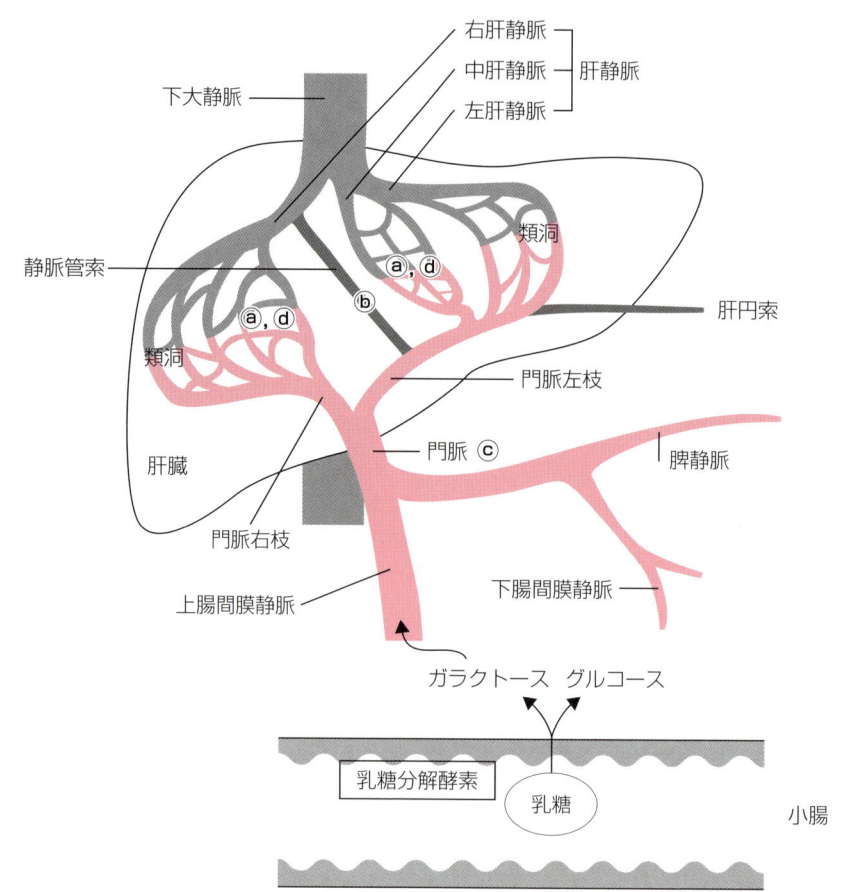

図1 肝臓の静脈と門脈

胎児において胎盤との直接通路として静脈管が形成され，生後は閉塞し肝円索と静脈管索となる．生後もこの静脈管が開大したままであるⓑと，門脈-下大静脈シャントが形成され，新生児乳幼児期高ガラクトース血症の原因となる．
ⓐ：先天性酵素欠損，ⓑ：一過性高ガラクトース血症，ⓒ：門脈大循環シャント，ⓓ：肝障害（NICCD，胆道閉鎖など）

栄養食事指導のポイント

　ガラクトース血症の原因は先天性酵素欠損と非酵素欠損に大別されるが，いずれの場合も，治療目標は血中ガラクトースの正常化であり，新生児期，乳児期には母乳や調製粉乳を中止し，登録特殊ミルク（110，MC-2）や市販の無乳糖乳（ラクトレス®，ノンラクト®，ボンラクト®など）を使用する．離乳期からは，乳糖およびガラクトースの摂取制限を行う．また，先天性門脈-大循環シャントの症例で，食後の血中アンモニア濃度が正常の2～3倍以上になる例では，慢性の高アンモニア血症による精神発達遅滞の防止のため，適切な蛋白制限が必要となる[1]．

　乳糖，ガラクトースの摂取制限を行う多くの症例で，乳製品の除去食を反映して，カルシウムの摂取不足が認められており[2]，乳製品以外でカルシウム含有量の多い食材を多用して摂取量を増やす．

　学校給食は牛乳・乳製品を除去し，事前に献立をチェックしてガラクトース高含有食品を除いて食べるようにする．

　加工食品は，原材料に表記がなくても乳糖を含むものが多い[2]ため，控えるようにする．

表1 1日当たりの目標食品構成表例（3歳児）

目標量：エネルギー 1,000 kcal，蛋白 33 g，脂質 25 g，炭水化物 160 g，カルシウム 300 mg

食品グループ		目安エネルギー(kcal)	朝食	昼食	おやつ	夕食
炭水化物	ごはん類	320	ごはん1杯 100 g	うどん1/2玉強 (120 g)		ごはん1杯 (100 g) じゃがいも1切 (30 g)
	麺類	120				
	いも類	20				
	果物類	40			バナナ1/2本 (50 g)	
蛋白・ミネラル	魚類	40	卵1/2個 (25 g)	ひき肉 15 g 豆腐1/6丁 (50 g)		魚1/2切れ (30～40 g)
	大豆・豆腐類	40				
	卵類	40				
	肉類	40				
	牛乳・乳製品	200	ラクトレス® 300 cc			
脂肪	油・マヨネーズなど	48	小スプーン1.5（6 g）			
ビタミン・ミネラル	緑黄色野菜 その他の野菜 海藻・きのこ類 こんにゃく	35	いろいろ組み合わせて30 g	いろいろ組み合わせて30 g		いろいろ組み合わせて30 g
	調味料類	24		砂糖 2 g	せんべいなど 1～2枚（6 g）	ケチャップ大さじ1（15 g）
	菓子類	24				

Case File >>> 肺動脈閉鎖を合併した門脈-下大静脈シャントが原因の高ガラクトース血症の女児

主訴：肺動脈閉鎖，高ガラクトース血症．
既往歴・家族歴：特記すべきことなし．
現病歴：胎児診断で肺動脈閉鎖が判明し，在胎39週1日，体重2,628 gで出生．生後10日目に血中ガラクトース 13.44 mg/dLと高値のため，母乳，レギュラーミルクを中止してラクトレス®の投与を開始した．生後22日に腹部エコーで門脈-下大静脈シャント血管を認め，高ガラクトース血症と診断された．
経過：ラクトレス®投与を開始して，肝機能異常はみられず．1歳9か月時に試験開腹を行ったが外科的結紮は困難であった．離乳食開始後も乳糖，ガラクトース摂取制限の食事療法を継続した．3歳で心臓手術施行．

本ケースの特徴と重要ポイント

- 肺動脈閉鎖を合併した門脈-下大静脈シャントが原因の高ガラクトース血症．
- 乳児期はラクトレス®ミルクで生育．
- 離乳期以後も乳糖，ガラクトース摂取制限を継続．
- アンモニア値に留意した適正な蛋白摂取．

評価指標とアセスメント

- 順調な成長
- 肝機能の正常維持
- アンモニア値の正常維持

食事療法の進め方と目標

- 乳児期は乳糖除去ミルク（ラクトレス®）を摂取する．
- 離乳期は乳糖，ガラクトースを制限した離乳食を進める．
- 高アンモニア血症に配慮しながら乳糖，ガラクトース制限食を継続する．
- 成長期の必要エネルギーおよび必要栄養量を確保しながら，乳糖，ガラクトースを制限した食品構成表（**表1**）を作成して適切な食品目安量の説明を行う．
- 乳糖，ガラクトースを多く含有する食材の説明を行う（**表2**）[2]．
- 高アンモニア血症に配慮しながら適正量の蛋白を摂取できるようにする．
- ガラクトース含有量が少ない高カルシウム食材の積極的な摂取を進める．

表2 一般食品のガラクトース含有量

分類	分類	食品名	ガラクトース含有量 (mg/100g) 平均	標準誤差
野菜類		アスパラガス	1.0	0.7
		かぶ：根	3.8	0.6
		かぼちゃ（西洋種）：えびす	10.2	2.1
		かぼちゃ（日本種）：ちりめん	9.0	2.4
		カリフラワー	3.8	0.9
		きゃべつ	1.6	0.1
		きゅうり	2.3	0.3
		グリーンピース（缶）：缶汁除く	3.1	0.1
		小松菜	0.7	0.1
		さやいんげん	6.1	0.2
		さやえんどう	4.1	0.2
		春菊	trace	—
		セロリ	2.0	0.3
		大根：根	1.2	0.2
		たまねぎ	3.8	0.1
		ちんげん菜	trace	—
		とうもろこし（スイートコーン）（生）	3.3	0.4
		とうもろこし（スイートコーン）（生）：缶汁除く	1.6	0.1
		とまと	22.8	0.7
		とまと（プチ）	23.0	0.9
		長芋	7.1	2.1
		なす	1.3	0.2
		にんじん：根	6.4	0.2
		白菜	1.3	0.1
		パセリ	trace	—
		ピーマン	9.4	0.2
		根深ねぎ	7.1	0.6
		ブロッコリー	6.1	0.3
		ほうれん草	trace	—
		芽きゃべつ	8.9	0.6
		もやし（緑豆）	7.8	0.3
		レタス	2.1	0.3
果実類		あんず	1.2	0.5
		いちご（ハウス産）	4.0	0.1
		いちじく	10.9	2.9
		うんしゅうみかん（ハウス産）	3.7	0.1
		柿（種有）	3.2	0.3
		柿（種無し）	22.3	0.9
		キウイフルーツ（NZ産）	21.2	1.0
		グレープフルーツ（パウダー）：アメリカ産	8.2	0.2
		ココナッツ（パウダー）：タイ産	3.2	1.0
		さくらんぼ（アメリカ産）	trace	—
		すいか	2.5	0.5
		梨（幸水）	13.6	1.6
		梨（二十世紀）	8.2	1.2
		ネーブルオレンジ（オーストラリア産）	6.9	1.0
		パイナップル	4.5	0.2
		バナナ（台湾産）	15.7	2.0
		バナナ（フィリピン産）	9.6	0.5
		ぶどう	9.2	0.4
		メロン（アンデス）	10.9	0.5
		メロン（ハネジュウ）	14.8	1.5
		メロン（ハネジュウ）	17.4	1.4
		もも（白桃）	5.4	0.2
		もも（黄桃）	5.6	0.4
		りんご（ふじ）	9.2	0.4
		りんご（サンつがる）	8.6	0.9
		レモン	ND	—
いも類		さつま芋（紅あずま）	6.3	0.3
		里芋	2.2	0.9
		じゃが芋（男爵）	1.8	0.3
でん粉		じゃが芋（メークイン）	1.6	0.6
		片栗粉：じゃが芋でんぷん	ND	—
		コーンスターチ：とうもろこしでんぷん	ND	—
穀類		オートミール：燕麦	ND	—
		のし・精白米	ND	—
		小麦粉・薄力粉	ND	—
(種類)		干しうどん（茹で）・小麦粉・食塩	ND	—
		そうめん・ひやむぎ（茹で）・小麦粉・食塩・食用油脂	ND	—
		スパゲティ（茹で）：デュラムセモリナ 100%	ND	—
		麩	ND	—
種実類		栗	13.6	0.5
		白・黒ごま（乾）	ND	—
		白・黒ごま（いり）	ND	—
		落花生（乾）・薄皮除く	ND	—
		落花生（いり）・薄皮除く	ND	—
		ココナッツミルク（タイ産）	ND	—
きのこ類		えのきだけ	trace	—
		しいたけ（乾）	ND	—
		しいたけ（生）	ND	—
		マッシュルーム（缶）	ND	—
		マッシュルーム（生）	ND	—
海藻類		紋寒天・てんぐさ	2.3	0.1
		昆布（素干し）：日高昆布	ND	—
		とろろ昆布	ND	—
		ひじき（干し）	ND	—
		焼のり	trace	—
		わかめ（乾燥）	ND	—
		わかめ（生）	ND	—
油脂類		植物油（大豆油）	ND	—
		植物油（サフラワー油）	ND	—
		植物油（ごま油）	ND	—
砂糖類		車糖（上白糖）	ND	—
		てんさい糖（甜茶含蜜糖）	ND	—
		グラニュー糖	ND	—
調味料		食塩	ND	—
		酢（穀物酢）	ND	—
		みりん	ND	—

分類	分類	食品名	ガラクトース含有量 (mg/100g) 平均	標準誤差
豆類		小豆	16.8	0.6
	レッドキドニー	いんげん豆（大正金時）	97.4	3.2
	(アメリカ産)	いんげん豆（レッドキドニー）	129.7	5.1
	以外は国産	えんどう豆（青）	127.0	4.4
		大豆	44.7	0.9
		黒大豆	46.7	1.1
豆製品		春雨：緑豆でんぷん 100%	6.8	0.4
		生ゆから：丸大豆	7.7	0.3
		豆腐（絹）：大豆、凝固剤、消泡剤	ND	—
		糸引き納豆：大豆使用	46.6	1.5
		糸引き納豆：丸大豆使用	33.7	1.7
		味噌（米味噌）	230.8	7.1
		味噌（豆味噌）	313.9	7.0
		味噌（麦味噌）	274.8	6.6
(調味料)		醤油：こいくち（丸大豆使用）	349.4	10.3
		醤油：こいくち（脱脂大豆使用）	427.9	5.2
肉類		ささみ肉（鶏）	ND	—
(国産)		挽肉：牛	ND	—
		挽肉：鶏	ND	—
		挽肉：豚 赤身80%	ND	—
		ロース肉：牛 赤身80%	ND	—
		ロース肉：豚 赤身	ND	—
		レバー：牛	6.0	0.3
		レバー：鶏	6.0	0.2
		レバー：豚	3.3	0.1
		ロース肉：牛 赤身	ND	—
		ロース肉：豚 赤身	ND	—
魚類		あじ（切り身）	ND	—
		牡蠣（身）	ND	—
		かれい（切り身）	ND	—
		鮭（切り身）	ND	—
		たら（切り身）	ND	—
		桜えび（素干し、無着色）	ND	—
		しらすぼし	1.5	0.2
		煮干	26.7	1.1
		かつお節	ND	—
		ゼラチン	ND	—
卵類		うずら卵（全卵）（生）	2.6	0.1
		うずら卵（全卵）（茹で）	2.5	0.1
		うずら卵（黄身）（茹で）	7.1	0.2
		うずら卵（白身）（茹で）	ND	—
		鶏卵（全卵）（生）	2.5	0.1
		鶏卵（黄身）（茹で）	2.4	0.1
		鶏卵（白身）（茹で）	7.1	0.2
		鶏卵（全卵）（茹で）	ND	—
		鶏卵（白身）（生）	ND	—

trace：微量、ND：不検出

(堀内幸子、他：糖質代謝異常症の食事療法1、特殊ミルク情報 35：62-76、1999 より引用、一部改変)

表3　3歳時点での献立例

	献立名	食品名	分量（g）
朝食	煮込みうどん	うどん	100
		絹ごし豆腐	50
		にんじん	30
		はくさい	40
		塩	0.3
		うすくちしょうゆ	2.4
		かつおだし	90
	ラクトレス®	ラクトレス®	100
	ミネラルウォーター	ミネラルウォーター	100
昼食	ご飯	ご飯	85
	さわら塩焼き	さわら	30
		塩	0.2
	さつまいもオレンジ煮	さつまいも	30
		さとう	2
		オレンジ	5
	野菜すまし汁	大根	10
		ほうれん草	10
		きざみのり	0.5
		塩	0.2
		うすくちしょうゆ	2.4
		かつおだし	70
	みかん	みかん	50
間食	幼児用りんごジュース	りんごジュース	100
	赤ちゃんせんべい	赤ちゃんせんべい	15
夕食	オムライス	ご飯	85
		たまご	25
		しらす干し	6
		鶏ささみ	5
		たまねぎ	40
		にんじん	11.4
		ケチャップ	15
		ウスターソース	3
		サラダ油	6
		塩	0.3
		こしょう	0.03
	きょほう	きょほう	45
間食	ラクトレス®	ラクトレス®	100
	ミネラルウォーター	ミネラルウォーター	50
1日合計	エネルギー：977 kcal，蛋白：32 g，脂質：24 g，炭水化物：155 g，カルシウム：333 mg		

- 給食は牛乳，乳製品を除去した食事を提供してもらう．さらに，事前に献立表を確認し乳糖，ガラクトースの高含有食材が入っている場合は除いて食べるようにする．
- 血中のガラクトース値およびアンモニア値を正常に維持できる食事療法の習得を目指して支援していく．

献立の立て方

- 3歳時点における実際の献立例を**表3**に示す．

- 主食：穀類は米，小麦粉，うどん，そうめん，スパゲティなどを中心に年齢相応に摂取する．パンなどの加工品で原材料に乳成分が入っている場合は乳糖含有量が高くなるので摂取を控える．
- 主菜：肉類，魚介類，卵類，大豆，豆腐は年齢相応に摂取する．ソーセージ，ハムなどの肉加工品や魚肉ソーセージは原材料に乳成分が入っている場合，乳糖含有量が高くなるので控え

表4 血液検査データ推移

	0歳1か月	2か月	1歳3か月	1歳5か月	2歳	3歳	4歳	5歳
Alb（g/dL）	3.9	3.7	2	3.7	3.2	3.6	3.4	3.3
AST（IU/L）	29	32	72	43	21	45	47	38
ALT（IU/L）	24	25	70	21	36	34	32	18
総胆汁酸（μmol/L）	69.6	112.1	146.3	156.6				28.5
総ビリルビン（mg/dL）	1.8	0.4	0.6	0.5	1.1	0.7	1.7	1.8
直接ビリルビン（mg/dL）	0.1	0.1		0.1	0.1	0.1	0.2	0.8
アンモニア（μg/dL）	124	117	157	147	184			108
ガラクトース（mg/dL）	13.44					1.1	0.8	1.3

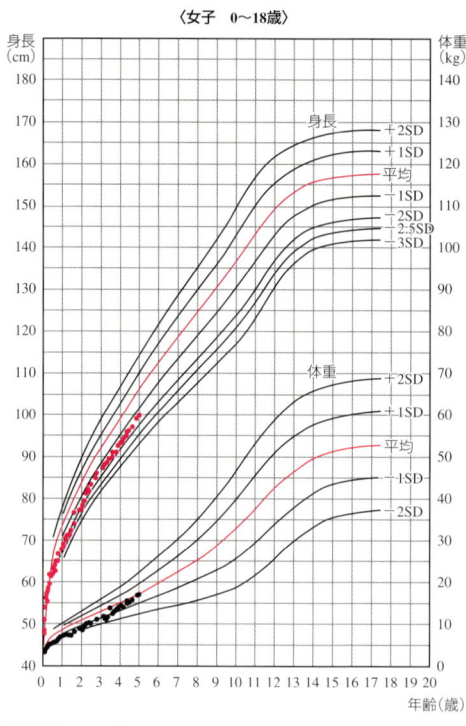

図2 発育の経過
〔平成12年乳幼児身体発育調査報告書（厚生労働省）および平成12年度学校保健調査報告書参照〕

る．また，発酵食品の納豆もガラクトース含有量が高いので多用しない．市販加工食品は，原材料に乳製品や乳糖の記載がなくても，それらを含有する商品があるので，多用しないようにする．

- 副菜：比較的ガラクトース含有量の多い，かぼちゃ，トマト，えんどう豆は摂取量を控える．その他の野菜類は，いろいろな種類のものを十分に摂取する．いも類，きのこ類，海藻類も年齢相応に適量摂取する．
- 調味料：発酵食品である味噌や醤油はガラクトース含有量が多いので，摂りすぎないようにする．だし類は原材料に乳糖を含むものがあるので，表記を確認して使用し，できるだけ天然の素材でだしをとるようにする．
- 果物：比較的ガラクトース含有量の多い，柿，すいか，パイナップル，メロンは摂取量を控える．その他の果物は，いろいろな種類のものを適量摂取する．
- 間食：市販食品は原材料に乳成分や乳糖を含んでいないかどうかを確認する．
- ベビーフード：大手7社のベビーフードの組成は，調査の結果，パッケージに乳製品，乳糖含有の記載がなければ乳糖，ガラクトースを含有

しておらず[2]，原材料表記を確認して使用する．
・牛乳・乳製品：乳糖，ガラクトースを含有するため摂取しないようにする．

管理・介入結果
・検査データの推移を**表4**に示す．
・発育経過を**図2**に示す．

年齢別の対応のポイント

・乳児期は乳糖除去ミルク（ラクトレス®）を摂取する．
・離乳期は乳糖，ガラクトースを制限した離乳食を進める．
・給食は事前に献立を確認して乳糖，ガラクトースの高含有食材は除いて食べるようにする．

文　献

1) 内野高子，他：ガラクトース血症の一因としての先天性門脈—体循環シャント—その診断と治療管理について—．特殊ミルク情報 **33**：17-20，1997
2) 堀内幸子，他：糖質代謝異常症の食事療法—1—ガラクトース血症および糖原病について—．特殊ミルク情報 **35**：62-76，1999

参考文献

・佐倉伸夫，他：門脈大循環シャントと高ガラクトース血症．小児内科 **36**：1899-1905，2004

[位田　忍，西本裕紀子]

B アミノ酸代謝異常症

3 フェニルケトン尿症（PKU）

- ◆フェニルケトン尿症（phenylketonuria：PKU）は常染色体劣性遺伝形式をとる先天代謝異常症である．13番染色体長腕12q24.1にあるフェニルアラニン水酸化酵素（*PAH*）遺伝子の変異によりフェニルアラニン（Phe）の水酸化が障害される．
- ◆PheからチロシンTyr）への水酸化障害のため，Pheが増加しTyrが低下する．
- ◆臨床症状：精神発達遅滞，色白，赤毛，ネズミ尿様尿臭．
- ◆日本における発生頻度：8万7,000人に1人．
- ◆診断基準：①血中Phe値が2 mg/dL以上で高Phe血症と診断される．②血中Phe値が2 mg/dL以上で10 mg/dL未満の場合，軽症高Phe血症，10 mg/dL以上で20 mg/dL未満の場合，軽症PKU，20 mg/dL以上の場合，古典的PKUと診断される．

治療・管理の方針

治療は薬物療法と食事療法がある．薬物療法は補酵素テトラヒドロビオプテリン（BH_4：ビオプテン）の投与により血中Phe値の低下するBH_4反応性高フェニルアラニン血症に対して有効で，保険適用が認められている．薬物療法に反応しない古典的PKUに対しては食事療法を行う（図1）．食事療法は低蛋白食で摂取Pheを制限し，不足する他のアミノ酸を治療粉乳で補充

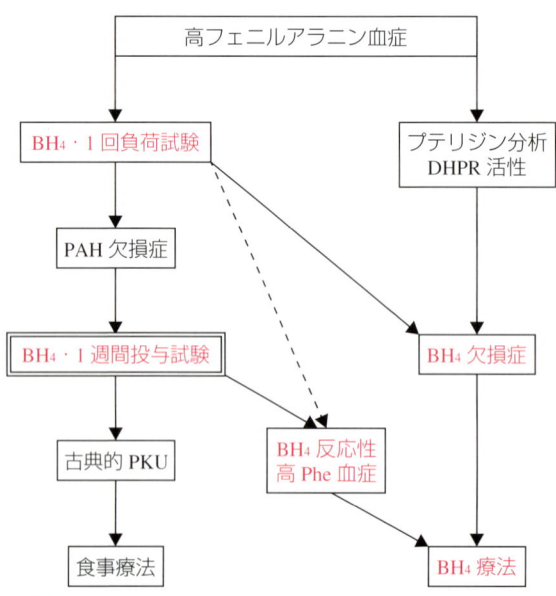

図1 高フェニルアラニン血症の鑑別と治療
BH_4：テトラヒドロビオプテリン，PAH：フェニルアラニン水酸化酵素，PKU：フェニルケトン尿症，DHPR：ジヒドロプテリジン還元酵素，Phe：フェニルアラニン

する．年齢ごとに推奨される血中 Phe 値を**表1**[1] に示す．

栄養食事指導のポイント

- 成長に必要なエネルギーと栄養素の確保および Phe 摂取量の制限

  必要栄養量の設定は，「日本人の食事摂取基準（2010年版）」より同月・同年齢を基準とする．

  1日に必要な栄養素を満たすためにフェニルアラニン除去ミルク配合散（雪印）（以下，特殊治療乳とする）を用いる．

  Phe は，必須アミノ酸であるため，成長に必要な量は食事から摂取し，血中 Phe 値を維持範囲内に調整する．

  各年齢の血中 Phe 値および Phe 摂取量，特殊治療乳摂取量を**表1，2，3**に示す[1]．

- 生涯におよぶ継続した治療が望ましいため，離乳期から継続して特殊治療乳を十分摂取することを最優先とする．
- Phe の摂取量を制限する際，「改訂 2008 食事療法ガイドブック アミノ酸代謝異常症・有機酸代謝異常症のために[2]」（以下，食事療法ガイドブックとする）を用いて，食事療法を行う．
- 食品中の自然蛋白が多い食品と少ない食品について確認し，自然蛋白の少ない食品を中心に選択する．
- 食事療法を長期間にわたり成功させるために，低蛋白の治療用食品を上手に使用する．
- 症状の程度によって変わるため，Phe 摂取量は，最終的に，血中 Phe 値を確認して必要量を決定する．

表1 血中 Phe 値の維持範囲

乳児期～幼児期前半	2～4 mg/dL
幼児期後半～小学生前半	2～6 mg/dL
小学生後半	2～8 mg/dL
中学生以後	2～10 mg/dL

〔北川照男，他：フェニルケトン尿症（高フェニルアラニン血症の一部を含む）治療方針の第2次改定の経緯と改定勧告治療指針（平成24年度）について．特殊ミルク情報 **48**：82-84，2012 より引用，一部改変〕

表2 各年齢別 Phe 摂取量の目安

年齢	摂取 Phe 量（mg/kg/日）
0～3 か月	70～50
3～6 か月	60～40
6～12 か月	50～30
1～2 歳	40～20
2～3 歳	35～20
3 歳以後	35～15

〔北川照男，他：フェニルケトン尿症（高フェニルアラニン血症の一部を含む）治療方針の第2次改定の経緯と改定勧告治療指針（平成24年度）について．特殊ミルク情報 **48**：82-84，2012 より引用，一部改変〕

表3 治療乳摂取量の目安

ライフステージ	摂取量（g/日）
乳児期	60～100
幼児期前半（1～2歳）	100～120
幼児期後半（3～5歳）	120～150
学童期前半（6～9歳）	150～200
学童期後半およびそれ以後	200～250

〔北川照男，他：フェニルケトン尿症（高フェニルアラニン血症の一部を含む）治療方針の第2次改定の経緯と改定勧告治療指針（平成24年度）について．特殊ミルク情報 **48**：82-84，2012 より引用，一部改変〕

Case File >>> 新生児マススクリーニング(NBS)でPhe高値を指摘された6か月男児

主訴：NBSにてPhe高値．
既往歴・家族歴：特記事項なし（血族婚なし）．
現病歴：在胎37週4日，正常分娩にて出生．出生体重2,812g．第1子．出生直後より多血症を認め点滴加療となり，人工保育器管理となったが，経過良好にて日齢6に退院となった．NBSにて，濾紙血のPheが0.7 μmol/mL（11.6 mg/dL）と高値を認め，当院小児科外来を紹介受診となった．精査加療目的にて当科へ入院し，PKUと確定診断された．

生後5か月までは，特殊治療乳および母乳または一般調製粉乳でコントロール．生後6か月（身長68.1 cm 体重9,320 g）になったため離乳食初期の栄養食事指導が必要となり，血中Phe値の維持範囲での明確な体重1 kgあたりPhe摂取量が求められ，継続フォローとなった．

本ケースの特徴と重要ポイント
・食事療法ガイドブックの中では，特殊治療乳に対して，十分に慣れさせるためにも離乳食開始を遅らせることが大切とあるが，特殊治療乳をしっかり飲めており，生後6か月から離乳食を開始してコントロール．
・離乳食開始により血中Phe値が一時期高くなり，血中Phe値と一般調製粉乳および離乳食からの体重1 kg当たりPhe摂取量および割合を毎月の栄養食事指導で段階的に調整．
・1歳前より食欲旺盛になり，1日の総自然蛋白量が増加．そのため，血中Phe値が若干高くなり，低蛋白の治療用食品が必要となった．
・使用食品が少ない離乳食初期から食事療法ガイドブックを用いて，Phe量を計算する習慣を身につける指導をした．

評価指標とアセスメント
・順調な成長
・血中Phe値の適正維持

食事療法の進め方と目標
・食事療法ガイドブックを用いて，調理担当する母親が食品に含まれるPhe量を把握できるよう指導した．
・離乳期においても特殊治療乳が中心の食事であり，エネルギーを適切に確保でき，自然蛋白が少ない食品を選択できるよう，症例9か月の食品構成表（**表4**）[2]を作成して，食品目安量の指導をする．
・治療を生涯行っていくことが望ましいため，今後，特殊治療乳が1日に必要なエネルギー量および蛋白量を占める割合が高いことを理解できるよう指導する．

献立の立て方
・「日本人の食事摂取基準（2010年版）」より同月・同年齢のエネルギー量および蛋白量を設定する．
・年齢別の血中Phe値の維持範囲で，体重1 kg当たりPhe摂取量を設定する．
・年齢別の特殊治療乳摂取量の目安より，特殊治療乳摂取量を設定する．
・残りのエネルギー量および蛋白量，Phe量を各食品群の中から食品構成表を用いて摂取量を調整する．
・症例の9か月時における実際の献立例を示す（**表5**）[2]．

管理・介入結果
・血中Phe値の経過を**表6**に示す．
・発育経過も順調であった（**図2**）．
・栄養食事指導を毎月重ねることによって理解が深まり，男児が10か月頃には，母親がパソコンの表計算ソフトを用いて，食事記録などを細かく管理することもできるようになった．

表4 症例9か月の食品構成表例

目標量：エネルギー 700 kcal，蛋白 25 g，Phe量 140 mg

食品群など	使用量 (g)	エネルギー (kcal)	蛋白 (g)	Phe (mg)
Phe除去ミルク	120	550	19.0	0
全粥	40	28	0.4	24
うどん	0	0	0	0
食パン	10	26	0.9	46
いも類	20	17	0.3	13
種実類	0	0	0	0
大豆	0	0	0	0
大豆製品	0	0	0	0
大豆以外の豆類	0	0	0	0
魚類	0	0	0	0
貝類	0	0	0	0
その他の魚介類	0	0	0	0
水産練り製品	0	0	0	0
肉類	0	0	0	0
卵類	0	0	0	0
粉乳・チーズ	0	0	0	0
牛乳およびヨーグルト	5	3	0.2	8
有色野菜	25	8	0.5	17
その他の野菜	25	8	0.4	13
果実類	50	24	0.4	7
きのこ類	0	0	0	0
海藻類	0	0	0	0
調味料類（しょうゆ）	2	2	0.2	7
調理加工食品	0	0	0	0
みそ（淡色辛みそ）	0	0	0	0
砂糖（上白糖）	0	0	0	0
バター（有塩）	0	0	0	0
総合計		665	22.2	136

〔特殊ミルク共同安全開発委員会（編）：改訂2008 食事療法ガイドブック アミノ酸代謝異常症・有機酸代謝異常症のために．恩賜財団母子愛育会，2008 より引用，一部改変〕

年齢別の対応のポイント

[乳幼児期]

・特殊治療乳が占める1日に必要なエネルギー量および蛋白量の割合が高いため，味覚を理解しはじめる乳児期早期から，特殊治療乳を十分に摂取する習慣をつけることが最重要である．
・治療は生涯継続していくことが望ましいため，この時期に特殊治療乳をしっかり理解することが重要である．
・自然蛋白の摂取量が制限されるため，離乳食の内容も限られ，幼児食への移行が遅れる可能性があることを説明する．
・幼児期は，保育所・幼稚園に通園する前に早い段階で，施設側に特殊治療乳および低蛋白の治療用食品，自然蛋白摂取制限が必要であることを説明し理解を得る．

[学童期]

・幼児期同様，早い段階で学校側に協力要請を行う．

表5 症例 9 か月時の献立例

	献立名	食品名	使用量 (g)	エネルギー (kcal)	蛋白 (g)	Phe (mg)
6時	特殊治療乳	Phe 除去ミルク	30	137	4.7	0
朝 9時	パン	食パン	10	26	0.9	46
	じゃがいもと野菜の洋風煮	じゃがいも	20	15	0.3	13
		にんじん	5	2	0.0	1
		ブロッコリー	2	1	0.1	3
		固形コンソメ	1	2	0.1	4
	バナナヨーグルトかけ	バナナ	40	34	0.4	14
		ヨーグルト	5	3	0.2	10
12時	特殊治療乳	Phe 除去ミルク	27	124	4.3	0
15時	特殊治療乳	Phe 除去ミルク	27	124	4.3	0
夕 19時	全粥	全粥	40	28	0.4	24
	緑黄色野菜の煮もの	かぼちゃ	30	27	0.6	16
		にんじん	3	1	0	1
		ブロッコリー	2	1	0.1	3
		和風だし	10	0	0	2
就寝前 21時	特殊治療乳	Phe 除去ミルク	27	124	4.3	0
	特殊治療乳由来	合計	111	509	17.6	0
	食事由来	合計		140	3.1	137
	1日量	合計		649	20.7	137

〔特殊ミルク共同安全開発委員会（編）：改訂 2008 食事療法ガイドブック アミノ酸代謝異常症・有機酸代謝異常症のために．恩賜財団母子愛育会，2008 より引用，一部改変〕

表6 血中 Phe 値の経過

	6か月	7か月	8か月	9か月	10か月	11か月	1歳	2歳
血中 Phe 値 (mg/dL)	1.48	6.30	7.60	2.01	1.32	4.48	5.94	3.86

・1日に必要な特殊治療乳摂取量を確保するために，特殊治療乳は，粉末の状態でもたせて，学校でも飲むように指導する．
・患児の理解力にあわせて，患児自身が食事について自己管理できるよう，徐々に教育をはじめる．

[中学生・高校生]
・中学生・高校生になると，友達と食べ物を一緒に食べる機会が多くなり，自然蛋白が少ない食品を上手に選んで食べるよう指導する．

[大学生・社会人]
・治療を生涯行っていくことが望まれることを指導し，サポートする．

学校給食へお願いしたいこと

　PKU の食事療法では，特殊治療乳の摂取と食品中の蛋白（Phe）量をどのように調整していくかが重要である．給食を実施する学校では，食事内容の調整や栄養価の事前提示などをご協力いただきたい．また，弁当や特殊治療乳を持参する場合は，患児の病気について学級内での理解を深め安心して摂食できるよう対応をお願いしたい．

〈男子 0〜24か月〉

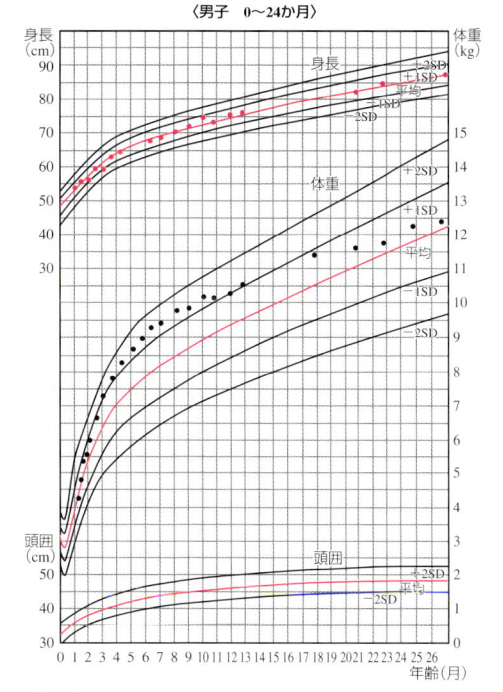

図2 発育の経過
〔平成12年乳幼児身体発育調査報告書（厚生労働省）および平成12年度学校保健調査報告書参照〕

文　献

1) 北川照男，他：フェニルケトン尿症（高フェニルアラニン血症の一部を含む）治療方針の第2次改定の経緯と改定勧告治療指針（平成24年度）について．特殊ミルク情報 **48**：82-84，2012
2) 特殊ミルク共同安全開発委員会（編）：改訂2008 食事療法ガイドブック アミノ酸代謝異常症・有機酸代謝異常症のために．恩賜財団母子愛育会，2008

［新宅治夫，服部俊一］

Column　アスパルテームについての注意喚起

　アスパルテーム（aspartame）は人工甘味料として食品や医薬品に幅広く使用されている．アスパルテームはアスパラギン酸とフェニルアラニンから成っており，体内に摂取され，代謝されるとアスパラギン酸，フェニルアラニンおよびメタノールとなる．少量ではあるがフェニルアラニンを含んでいるので，厳密なフェニルアラニン摂取制限が必要なフェニルケトン尿症患者では摂取を控える必要がある．

　アスパルテームおよびフェニルアラニンの分子量はそれぞれ294.3と165.19である．もし，アスパルテームを1g摂取したと仮定すると，それに含まれるフェニルアラニン量は1×165.19/294.3＝約0.56gと計算される．2013年度版「アスパルテームを使用した商品のL-フェニルアラニン含量について」が特殊ミルク事務局のホームページに掲載されている（http://www.boshiaiikukai.jp/img/milk/oshirase5ap2013.pdf）．フェニルケトン尿症の治療に携わる医療関係者，患者・家族の皆様には是非参考にしていただきたい．

［大浦敏博］

C 尿素サイクル異常症

4 オルニチントランスカルバミラーゼ欠損症

- ◆成因：オルニチントランスカルバミラーゼ（OTC：ornithine transcarbamylase）欠損症は尿素サイクルの酵素オルニチントランスカルバミラーゼの欠損により高アンモニア血症をきたす疾患である．X連鎖性遺伝形式であるが，女性ヘテロ接合体も発症する可能性がある．
- ◆病態：アルギニンにカルバミルリン酸を縮合させてシトルリンを生じる反応が停滞することにより，高アンモニア血症をきたすのが本態である（図1）[1]．
- ◆臨床症状：重症例は授乳開始後間もない新生児期に，哺乳不良・嘔吐などで発症し，代謝性脳症をきたすが，遅発例では，乳児期以降に急性発症したり，反復性嘔吐・発達遅延などを呈する．
- ◆日本における発症頻度：約8万人に1人
- ◆診断基準：血漿アミノ酸分析でシトルリン低値を確認し，確定診断としては尿中有機酸分析を行い，オロット酸・ウラシルの排泄増加所見を確認する．またOTC遺伝子解析は特に女性ヘテロの診断に必須である．

治療・管理の方針

　急性発症期には蛋白摂取を止めて糖質を中心に供給し，血液持続透析などでアンモニアが正常化すれば，慢性期の治療に移行する．徐々に蛋白摂取を開始し0.5 g/kgから血漿アンモニア値などをみながら徐々に増加し1.0 g/kg前後まで増やすが，最終的な蛋白量は重症度や年齢ごとの摂取必要量を参考にしながら決定する．低蛋白の実現には蛋白除去粉乳（S-23）も使用できる．

栄養食事指導のポイント

①蛋白摂取量を制限
　血中アンモニア値を許容範囲内に維持するため，蛋白摂取量を控える．個々の患児によって，また年齢によっても認容能が異なるため，定期的に蛋白摂取量と血中アンモニア値を評価し，蛋白摂取量を調節する．同時に，必須アミノ酸が不足しないよう成長も含めた必要最低量の蛋白は確保する．蛋白耐用量は1.0〜1.5/kg/日程度が目安となるが，さらに厳しい制限が必要な場合もある[2]．

②成長にあわせた十分なエネルギーの確保
　エネルギー摂取量が不足すると，異化作用が亢進し血中アンモニア値が上昇することがあるため，十分なエネルギーを摂取する．エネルギーの補給には，蛋白除去粉乳（S-23）の利用が

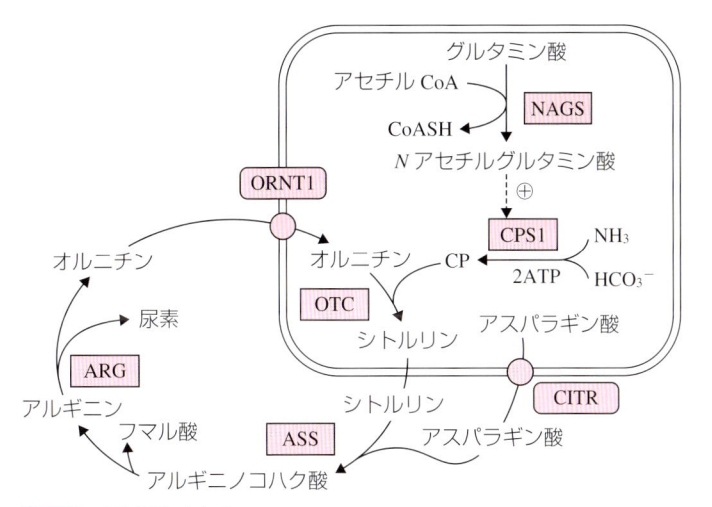

図1　尿素サイクル

CPS1：カルバミルリン酸合成酵素Ⅰ，OTC：オルニチントランスカルバミラーゼ，ASS：アルギニノコハク酸合成酵素，ASL：アルギニノコハク酸リアーゼ，ARG：アルギナーゼ，NAGS：Nアセチルグルタミン酸合成酵素，ORNT1：オルニチントランスポーター1，CITR：シトリン（アスパラギン酸/グルタミン酸輸送体）．
---▶と⊕：NアセチルグルタミンがCPS1を活性化させることを示す．
二重線の枠：ミトコンドリアを示す．それぞれの酵素欠損症とORNT1の異常（高オルニチン血症・高アンモニア血症・ホモシトルリン尿症），CITRの異常（シトリン欠損症）が知られている．
〔芳野　信，他：高アンモニア血症の治療．小児科診療 **11**：1690-1696，2006より引用，一部改変〕

有用である．食欲低下時には，蛋白除去粉乳のほか，粉あめや低蛋白の菓子類・飲料を利用し，こまめにエネルギー補給する．

Case File >>> 生後10か月に高アンモニア血症でオルニチントランスカルバミラーゼ（OTC）欠損症と診断された女児

主訴：頻回の嘔吐，高アンモニア血症．
既往歴：特記事項なし．
家族歴：母は保因者．姉，弟は健康．
現病歴：周産期異常なし．乳児期より頻回に嘔吐，発熱あり．高アンモニア血症，肝機能異常を指摘され，紹介入院となった．精査の結果，尿中オロット酸高値を認め，OTC遺伝子解析の結果，変異を認めOTC欠損症と確定診断された．
入院時現症：身長68 cm（−1.3 SD），体重7.3 kg（−1.3 SD）．
入院時検査成績：血中アンモニア値500 μg/dL，尿中オロット酸高値．確定診断後は，維持療法として蛋白除去粉乳を中心とした栄養管理を開始．同時に安息香酸ナトリウムなど高アンモニア血症に対する薬物療法が行われた．そして両親（おもに母）に対し栄養食事指導を開始し，退院後も定期的に指導を行い，食事療法の継続を支援した．

本ケースの特徴と重要ポイント

・生後10か月に高アンモニア血症で発見されたOCT欠損症女児．
・成長にあわせて蛋白摂取量を調整し，さらに十分なエネルギー摂取を指導（**表1**）．
・11か月より保育園に入園，保育園栄養士と連携を取りつつ，蛋白制限，エネルギー摂取を支援．
・口唇損傷により経口摂取が困難となり高NH_3血症（推定1,000 μg/dL）を呈したエピソード

表1 1日の摂取目安量

	10～ 11か月	1歳～ 1歳11か月	2歳～ 2歳11か月	3歳～ 3歳11か月	4歳～ 4歳11か月	5歳～ 移植まで
エネルギー (kcal)	800	1,000	1,100	1,200	1,300	1,400
蛋白 (g)	8	10	12	13	14	15
体重当たりの蛋白量 (g/BW kg)	1.1	1.0～1.3	0.9～1.0	0.9～1.0	0.8～0.9	0.8

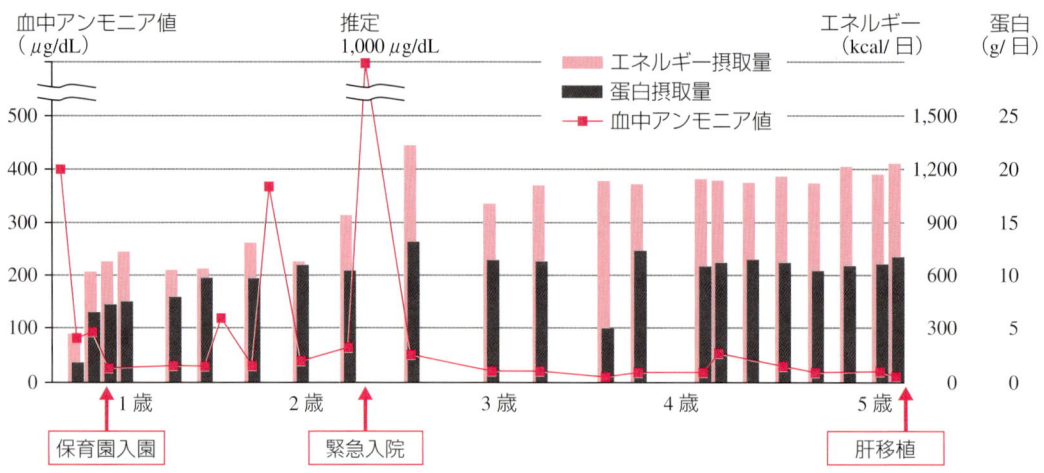

図2 血中アンモニア値と推定摂取量（エネルギー量・蛋白量）の推移

から，厳しめの蛋白制限と十分なエネルギー摂取の指導を行った．患児の好き嫌いから，粉あめなどを用いて積極的にエネルギー量を増やすことにより，一時的にエネルギー過剰となり著しい体重増加をきたした時期（2歳4か月）があった．このことより，身体，体重の経過をみながら栄養食事指導を行うことが重要と考えられた．
・継続的に厳格な食事療法を実践し，5歳7か月で待機的肝移植を行った．

評価指標とアセスメント
・順調な成長発達
・血中アンモニア値の正常化

食事療法の進め方と目標
・調理を担当する両親（おもに母）が食品に含まれる蛋白量を把握できるように，食品標準成分表[3]を用いた蛋白量の算出方法（計量方法など含む），市販食品の栄養成分表示の利用方法などの説明を行う．
・十分なエネルギーを摂取するために，その重要性の理解を促すとともに，蛋白除去粉乳（S-23）など特殊治療用食品の利用法を説明する．
・各年齢に応じた，蛋白制限，十分なエネルギー補給，さらに成長に必要なその他の栄養素を確保するため，さらに嗜好も考慮した食品構成表（**表2**・パターン1～3）を作成し各食品の摂取目安量を説明する．
・保育園，小学校へ入園，入学後は，病院栄養士と各施設栄養士・栄養教諭と連携し，給食における対応方法を考え食事療法を行う．症例の場合は，母親とともに昼食・おやつに配分する蛋白量とエネルギー量を決定し，それに合わせ保育園栄養士が献立作成し，給食・おやつの提供を行った．患児の食欲低下や好き嫌いから，摂取不足となった際には，MCTゼリーなどを用いてエネルギー補給を行った．これにより母親の負担は大きく軽減された．

献立の立て方
・食品構成表（**表2**）を用いて，朝食，昼食，夕食，間食の配分を決める．
・配分した食品を組み合わせそれぞれのメニューを決める．

- エネルギー量が不足した場合は，治療用特殊食品（蛋白除去粉乳，粉あめ，低蛋白の菓子類など）を利用し，エネルギーアップをはかる．

管理・介入結果
- 摂取量が少なくしばしば十分なエネルギー摂取に苦労するが，厳格な蛋白制限食を継続し，血中アンモニアのコントロールも比較的順調（図 2）であった．
- 数回の高 NH_3 血症を経験し，軽度発達遅延を認めたものの，発育経過はおおむね順調であった（図 3）．
- 肝移植後の経過は順調であり，現在は小学校給食も含め通常の食事を摂取している．

表2　1日当たりの目標量にあった食品構成表例（10～11か月）

目標：エネルギー 800 kcal，蛋白 8 g

食品分類	食品構成表 パターン1 使用量(g)	蛋白(g)	エネルギー(kcal)	食品構成表 パターン2 使用量(g)	蛋白(g)	エネルギー(kcal)	食品構成表 パターン3 使用量(g)	蛋白(g)	エネルギー(kcal)
治療用食品（低蛋白ご飯）	150 (50×3食)	0.3	240	150 (50×3)	0.3	240	150 (50×3)	0.3	240
穀類（うどん）	20	0.5	20				20	0.5	20
いも類	30	0.5	25	35	0.5	25	35	0.5	25
豆腐	30	2.0	22				30	2.0	22
卵類				30	3.7	45			
肉類							15	2.7	30
魚類	10	2.0	14	10	2.0	14			
乳・乳製品（牛乳）	20	0.7	14						
野菜類	45 (15×3食)	0.8	15	45 (15×3食)	0.8	15	45 (15×3食)	0.8	15
果物類	30	0.3	19	30	0.3	19	30	0.3	19
砂糖	5	0	19	5	0	19	5	0	19
油脂類	5	0	46	5	0	46	5	0	46
調味料（しょうゆ，味噌）	5	0.5	7	5	0.5	7	5	0.5	7
蛋白除去粉乳（S-23）	60	0	290	60	0	290	60	0	290
MCTパウダー	10	0.0	77				10	0.0	77
粉あめ				20	0	77			
合計		7.6	808		8.1	797		7.6	810

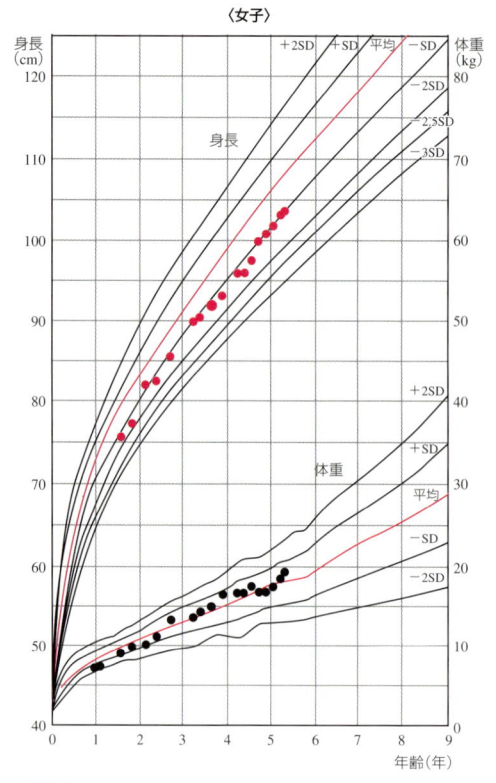

図3 発育の経過
〔平成12年乳幼児身体発育調査報告書（厚生労働省）および平成12年度学校保健調査報告書参照〕

文　献

1) 芳野　信, 他：高アンモニア血症の治療. 小児科診療 11：1690-1696, 2006
2) 特殊ミルク共同安全開発委員会（編）：改訂2008 食事療法ガイドブック アミノ酸代謝異常症・有機酸代謝異常症のために. 恩賜財団母子愛育会, 2008
3) 文部科学省科学技術・学術審議会資源調査分科会：日本食品標準成分表2010（http://www.mext.go.jp/b_menu/shingi/gijyutu/gijyutu3/houkoku/1298713.htm）

［酒井規夫, 長井直子］

C 尿素サイクル異常症

5 シトルリン血症（Ⅰ型）

- シトルリン血症Ⅰ型は常染色体劣性遺伝形式をとる先天代謝異常症である．9番染色体長腕 9q34.11 にあるアルギニノコハク酸合成酵素（ASS）遺伝子の変異によりシトルリンからアルギニノコハク酸の合成が障害されるため，尿素サイクルが障害されアンモニアが蓄積する．
- シトルリンとアスパラギン酸からアルギニノコハク酸の合成が障害されるため，シトルリンが増加しアルギニノコハク酸が低下するため，尿素サイクルが回らなくなり高アンモニア血症を発症する（図1）．
- 臨床症状：高アンモニア血症による中枢神経障害，不機嫌，哺乳不良，嘔吐をきたす．重症では生後数日以内に発症し，治療が遅れると昏睡状態となり死亡する．軽症〜中等症では，乳幼児期以降の空腹時，感染症罹患時に高アンモニア血症による嘔吐，意識障害やけいれんを繰り返し，脳障害が徐々に進行する．
- 日本におけるⅠ型の発生頻度：26万人に1人．
- 診断基準：① 血中シトルリン値の上昇と高アンモニア血症で診断する．② 酵素活性の測定と遺伝子解析で確定診断する．

治療・管理の方針

治療は食事療法と薬物療法をあわせて行う必要がある．

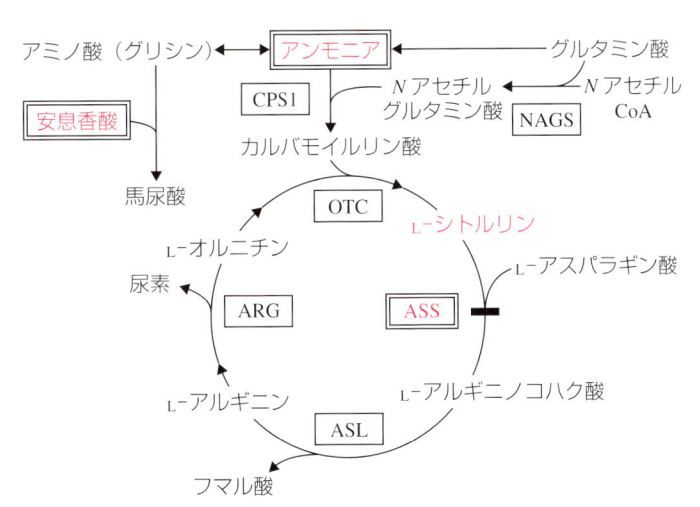

図1　シトルリン血症Ⅰ型と高アンモニア血症の治療
CPS1：カルバミルリン酸合成酵素Ⅰ，NAGS：Nアセチルグルタミン酸合成酵素，OTC：オルチニントランスカルバミラーゼ，ARG：アルギナーゼ，ASL：アルギニノコハク酸解裂酵素，ASS：アルギニノコハク酸合成酵素

- 食事療法：① 低蛋白食（0.8〜1.5 g/kg/日）で摂取シトルリンを制限し，② エネルギーを十分に補給する．
- 薬物療法：アンモニアを解毒する薬を使用する．① 安息香酸ナトリウム（250 mg/kg/日），あるいはフェニル酪酸（ブフェニール®250 mg/kg/日），② L-塩酸アルギニン（600 mg/kg/日），③ カルニチン（30〜50 mg/kg/日）
- 生活指導：蛋白異化の亢進するかぜなどの感染症や食事がとれないときにはブドウ糖の点滴静注を早期に行い，発症を未然に予防する．

栄養食事指導のポイント

①蛋白の摂取量の制限（血中アンモニア値を正常に保つ）0〜70 μg/dL

蛋白摂取量 0.8〜1.5 g/kg/日を目安とし，血中アンモニア値をみながら調整をしていく[1]．

②十分なエネルギーの摂取（体蛋白の異化亢進を防ぐ）

新生児期・乳児期 120〜130 kcal/kg/日程度が望ましい．幼児期以降は「日本人の食事摂取基準（2010 年版）」の各年齢のエネルギー推定必要量を目安とする．低蛋白・高エネルギーの食材や特殊食品を利用．

③特殊ミルク（蛋白除去粉乳：S-23）を併用した食事摂取

乳児期の母乳や一般調製粉乳の蛋白の割合を減らすために使用するが，幼児期以降のエネルギー摂取や低蛋白食によるビタミンやミネラルの摂取不足を防ぐ目的でも活用する．

Case File >>> 生後数日で高アンモニア血症をきたしたシトルリン血症 I 型の 2 か月男児

疾患名：シトルリン血症 I 型．
家族歴：特記事項なし．
主訴：低体温，呼吸困難，嘔吐．
現病歴：妊娠中の胎児異常なし．出生時異常なし．生後 4 日目，嘔吐，SpO₂低下，チアノーゼが出現し，産院より近隣の専門病院へ搬送．NH₃>1,000 であり，血液透析実施．生後 7 日目には透析離脱，翌日より母乳とともに S-23（無蛋白ミルク）にて蛋白 1.5 g/kg/日で栄養開始．ガスリー検査，タンデムマス検査および尿中有機酸分析にてシトルリン血症 I 型と診断．母乳と一般調製粉乳に加えて，S-23 を用い，低蛋白・高エネルギーで経口摂取量管理のうえ，体重増加も良好に経過し，退院．発育・発達フォロー目的で当院外来紹介となった．
初診時身体所見：身長 52.7 cm，体重 3.98 kg 呼吸音清．腹部異常なし．
初診時生化学検査：NH₃ 60 μg/dL，AST 45 IU/L，ALT 24 IU/L，Cit（シトルリン）619.8 nmol/mL

初診時の栄養摂取量：平均エネルギー 475 kcal（119 kcal/kg/日），平均蛋白 2.9 g（0.73 g/kg/日），母乳 80〜120 mL，一般調製粉乳（13% 濃度）120 mL，S-23（15% 濃度）420〜490 mL

本ケースの特徴と重要ポイント
- 生後数日で高アンモニア血症をきたした新生児．
- 母親自身の体調不良時にも食事管理ができるよう対応した簡易的な方法の提案．
- 食べムラに対する不足分のエネルギー・蛋白を調整して摂取する方法の指導．
- 低蛋白食について保育所の協力が得られた．

評価指標とアセスメント
- 血中アンモニア値を正常範囲（0〜70 μg/dL）に維持．
- 順調な成長．
- 蛋白・必須アミノ酸不足による皮疹，難治性のおむつかぶれ，四肢末端の発赤・皮膚剥離，毛

表1　4歳時の食品構成表例

	S-23（720 mL）	食事	給食（平均）	給食おやつ	自宅（朝・夕）	合計
エネルギー（kcal）	522	778	278	100	400	1,300
蛋白（g）	0	13.5	7.6	0.6	5.3	13.5

指示栄養量：蛋白 13.5 g，エネルギー 1,300 kcal

ミルク	ミルク量	蛋白（g）	エネルギー（kcal）
S-23	36 g×3	0	522

食品区分	使用量（g）	平均蛋白	平均エネルギー	
粥	0	0	0	
米飯	80	2	134	
低蛋白ごはん	80	0.4	130	
うどん	0	0	0	
食パン	0	0	0	
芋類	0	0	0	
大豆製品	0	0	0	
魚類	0	0	0	
練り製品	0	0	0	*1
肉類	15	1.8	20	
卵	0	0	0	
乳類（牛乳・ヨーグルト）	0	0	0	
緑黄色野菜	20	0.4	6	
その他の野菜	25	0.4	8	
きのこ類	0	0	0	
果実類	0	0	0	
砂糖	5	0	19	
油脂類	10	0	90	*2
特殊食品	0	0	0	
自宅での摂取（朝・夕）		5	407	

*1　蛋白の多い食品の目安量表を参考に食品量を調整して交換しましょう
*2　たくさん摂取しましょう

〔特殊ミルク共同安全開発委員会（編）：食品群別平均エネルギー・たんぱく質量およびアミノ酸量・アミノ酸含有率（％）．改訂 2008 食事療法ガイドブック アミノ酸代謝異常症・有機酸代謝異常症のために．恩賜財団母子愛育会，62，2008 より引用，一部改変〕

毛色の低下の有無[2]．

食事療法の進め方と目標

・成長の段階に応じて摂取蛋白量と必要エネルギー量を確保するため，「食品群別平均エネルギー・たんぱく質量およびアミノ酸量・アミノ酸含有率（％）：食事療法ガイドブック　アミノ酸代謝異常症・有機酸代謝異常症のために」[3]を参考に作成した食品構成表（表1）に沿って食品の目安量を説明した．
・食品構成表中の「蛋白の多い食品」の詳細が把握できるよう，腎臓病食品交換表[4]を参考に作成した「蛋白の多い食品の目安量表」（表2）を使用し適宜調整を行った．
・給食を適切に摂取できるよう病院栄養士と施設・保育所栄養士が連携し，入所前に施設で提供している献立例や栄養量を元に，蛋白とエネルギー摂取の方法について調整を行った．
・病院栄養士から保育所に昼食・おやつでの摂取目標量をそれぞれ指示し，保育所から母へ毎月の献立および栄養価の提示と実際の喫食量の報告をしてもらった．
・食べムラが多かったため，給食で食べなかった分の蛋白は，「蛋白の多い食品の目安量表」を参考にして自宅の夕食時に食べるように指導し，不足しないように調整を行った．

献立の立て方

・蛋白摂取量 0.8～1.5 g/kg/日を目安とする．
・乳児期は血中アンモニア値を参考に母乳または一般調製粉乳と S-23 の比率を調整する．
・離乳食導入期では母乳＋一般調製粉乳での摂取蛋白量を徐々に食事に移行し，S-23 にて不足エネルギーを確保する．本ケースで実際に行った例を図2，図3に示す．
・給食で提供される栄養価を参考に児が摂取でき

表2 蛋白の多い食品の目安量表
蛋白3gに相当する1品当たりの食品量

	重さ	目安量
鶏卵	25 g	M寸 1/2 個
肉（牛・豚・鶏など）	15 g	薄切 1/2 枚
ハム	20 g	薄目のもの 2 枚
ベーコン	25 g	1 枚半
魚	15 g	中 1/4 切
かまぼこ	25 g	1/12 本
ちくわ	25 g	1/2 本
帆立貝柱	15 g	1/2 個
あさり・しじみ（剥き身）	50 g	あさり 8 個分
いか・えび	15 g	えび（中）1 尾弱
たこ	20 g	刺身用で 2 枚程度
絹ごし豆腐	60 g	1/6 丁
木綿豆腐	45 g	1/6 丁
厚揚げ	30 g	正方形のもの 1/2 個
ひろうす（がんも）	20 g	中 1/2 個
高野豆腐（乾）	5 g	1/4 個
納豆	20 g	1/2 パック
豆乳	80 mL	小コップ 1/2 杯弱
牛乳	90 mL	小コップ 1/2 杯
ヨーグルト	80 g	小 1 個
チーズ	15 g	扇形チーズ 1 個

〔黒川 清，他：第8版腎臓病食品交換表．医歯薬出版，2008を参考に著者作成〕

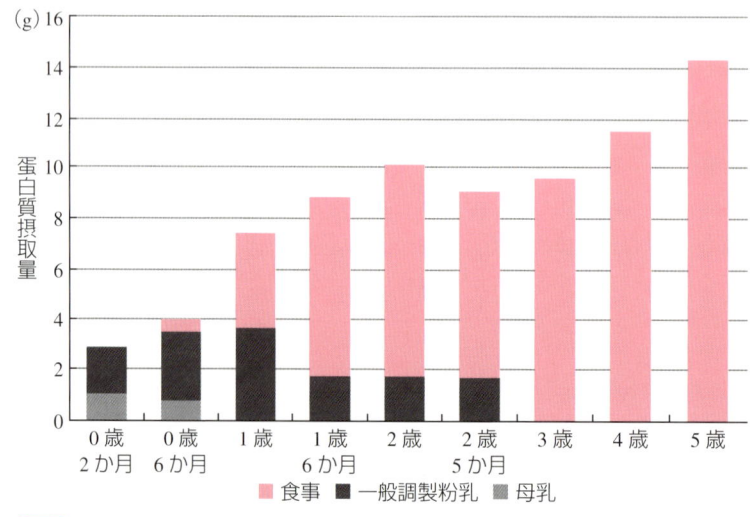

図2 蛋白摂取源の内訳

る蛋白量とそれに伴うエネルギー摂取量を決め，自宅で過不足のなく指示量の範囲に収まるよう調整して摂取する．

管理・介入結果
・血中アンモニア値の推移を表3に示す

・保育所入所時（4歳時）の献立例と摂取量不足の対応として自宅の食事での調整方法を表4に示す
・エネルギーが不足しやすいため，低蛋白・高エネルギーである市販のフライドポテトや，特殊

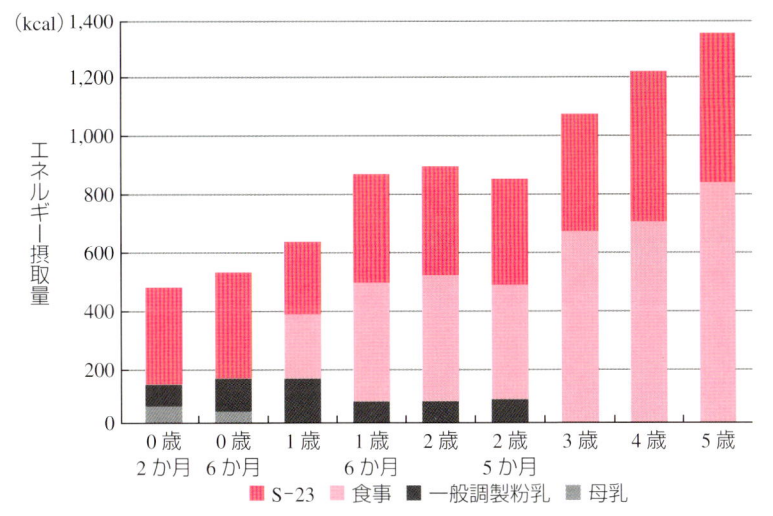

図3 エネルギー摂取源の内訳

表3 血中アンモニア値の推移（正常範囲：0〜70 μg/dL）

	0歳 2か月	0歳 6か月	1歳	1歳 6か月	2歳	2歳 5か月	3歳	4歳	5歳
アンモニア (μg/dL)	60	26	25	32	32	114	42	61	31

食品の高エネルギーゼリーを使用した．
・母の体調不良時には，惣菜を使用する頻度が高く，栄養成分表示があるものは表示を，表示がないものは「蛋白の多い食品の目安量表」を参考に食べる量を調整して与え，食事管理を継続した．
・成長曲線において介入当初から5歳現在まで，身長は−3 SD以下から−2.5 SDに，体重は−2 SD以下から−1 SDに，それぞれ順調な発育経過がみられた（図4）．
・母親の体調不良や心労により，食品構成表と食事療法ガイドブックでの食事管理が困難となったため，「蛋白の多い食品の目安量表」を作成し提示したことをきっかけに，自宅でよく使う食材について使用量の早見表を母親自身で作成し，自己にて管理しやすい方法で食事療法に前向きに取り組めた．

年齢別の対応のポイント

[新生児期・乳児期]
・乳児期において必要エネルギー・蛋白量が不足する場合は，ミルク量を増加する．量が飲めない場合はミルク濃度をあげて与える．
・離乳期において，ベビーフードを使用する際は栄養成分表示を上手く活用し，摂取蛋白量にあわせて与える量を調整する．

[幼児期]
・食嗜好や食べムラにより食事量が一定せず，摂取蛋白量が少なくなりすぎることがあるため，成長に必要な蛋白が不足しないように注意する．
・集団生活が始まり，給食がある場合は保育所等の栄養士と連携し，献立内容や蛋白量だけで

表4 4歳時の献立例と自宅での調整方法

	献立名（喫食量）	食品名	分量（g）
朝食	ミルク	S-23	240
	ごはん	低蛋白ごはん	13
		ごはん	20
		味付けのり	1枚
昼食（給食）	ミルク（全量摂取）	S-23	120
	中華丼（3/4摂取）	ごはん	30
		低蛋白ごはん	30
		＊豚肉（もも）	12
		白菜	28
		玉ねぎ	36
		にんじん	7.7
		干ししいたけ	1.0
		チンゲンサイ	9
		片栗粉	4
		砂糖	1.2
		しょうゆ	2.4
		みりん	2.4
		コンソメ	0.2
	野菜スープ（1/2摂取）	レタス	8
		玉ねぎ	8
		かぼちゃ	11
		セロリー	2
		葉ねぎ	1
		水	75
		コンソメ	0.4
		食塩	0.3
	ゼリー（摂取せず）	カップゼリー	0
間食（給食）	ミルク（全量摂取）	S-23	90
	お菓子（全量摂取）	おかき	1枚
		ラムネ	1個
間食（帰宅後）	おにぎり	ごはん	40
		低蛋白ごはん	40
		塩	少々
夕食	ミルク	S-23	120
	ごはん	ごはん	35
		低蛋白ごはん	35
	焼きビーフン	焼きビーフン（惣菜）	30
	鶏のから揚げ	鶏からあげ（惣菜）	1/5個（6g）
	筑前煮	筑前煮（惣菜）	25
	フライドポテト	フライドポテト（惣菜）	30
合計	（提供予定はエネルギー 1,334 kcal，蛋白 13.4 g）		
	エネルギー 1,184 kcal，蛋白 11.7 g		

夕食での調整案
- 1/2個（15g）
- 40
- 高エネルギーゼリー2個（50g）追加

エネルギー 1,357 kcal，蛋白 13.6 g

＊は蛋白制限のため，通常の提供量より量を調整した食品

なく，喫食量についてもこまめに確認し，調整する．

[学童期以降]

・学校栄養士と連携し，できる限り級友と同じ献立内容になるように家庭での食事で調整する．
・栄養食事指導の主体は母親をはじめ保護者になるが，できるだけ患児も同席させる．
・思春期以降には家庭外での食事の機会が増え，自己管理が重要になるため，患児の理解にあわせて食教育を行い，食材や量を適切に選択できるよう教育していく．

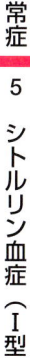

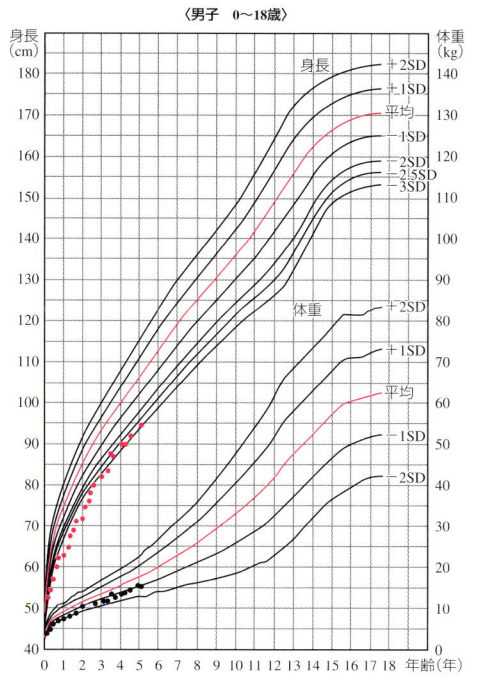

図4　発育の経過
〔平成12年乳幼児身体発育調査報告書（厚生労働省）および平成12年度学校保健調査報告書参照〕

学校給食へお願いしたいこと

　献立内容とともに給食に含まれるエネルギー・蛋白量を患者や家族に情報提示していただきたい．

　なお，学校給食での対応が可能な場合は，目標とする摂取量になるように，蛋白が多い食品の除去を適宜お願いしたい．

　また，弁当や特殊ミルクを持参する場合は，患児の病気について学級内での理解を深め安心して摂食できるよう対応をお願いしたい．

文　献

1) 特殊ミルク共同安全開発委員会（編）：タンデムマス導入にともなう新しいスクリーニング対象疾患の治療指針．恩賜財団母子愛育会，2007
2) 遠藤文夫：尿素サイクル異常症．小児内科 **35**（増）：341-345，2003
3) 特殊ミルク共同安全開発委員会：改訂2008食事療法ガイドブック　アミノ酸代謝異常症・有機酸代謝異常症のために．恩賜財団母子愛育会，2008
4) 黒川　清，他：第8版腎臓病食品交換表．医歯薬出版，2008

[新宅治夫，野井香梨]

D 有機酸代謝異常症

6 メチルマロン酸血症

- ◆成因：メチルマロン酸血症は，メチルマロニル CoA ムターゼ（MUT）の活性低下によりメチルマロン酸やその代謝産物が蓄積する代謝異常症である（図1）[1]．
- ◆病態：バリン（Val），イソロイシン（Ile），スレオニン（Thr），メチオニン（Met）の4アミノ酸，コレステロール，奇数鎖脂肪酸の代謝経路にある MUT 活性低下により，メチルマロン酸が蓄積する疾患である．原因として本酵素そのものの変異による場合と補酵素ビタミン B_{12}（アデノシルコバラミン〈コバマミド〉）の代謝異常によるものがある（図2）[2]．
- ◆臨床症状：典型例は新生児期，乳児期から哺乳不良，意識障害，筋緊張低下，呼吸障害などで発症し，ケトアシドーシス，高アンモニア血症を示す．また貧血，血小板減少高グリシン血症なども示す．
- ◆日本における発症頻度：約8万人に1人
- ◆診断基準：尿中有機酸分析，リンパ球の酵素活性，遺伝子検査が確定診断になる．ビタミン B_{12} 反応性は負荷試験前後での尿中有機酸分析を行う．

治療・管理の方針

メチルマロン酸の前駆体，Val，Ile，Thr，Met の4アミノ酸の摂取を抑え，エネルギーは十分に与えてカタボリックにならないようにする．特殊ミルク（イソロイシン・バリン・メチオニン・グリシン除去粉乳）S-22 などを有効に使い，年齢ごとに適切な蛋白制限を行う．カルニチンの補充も行う．ビタミン B_{12} 反応性タイプはビタミン B_{12}（コバマミド）の大量投与で良好な経過が得られる．

栄養食事指導のポイント

メチルマロン酸血症とプロピオン酸血症の食事療法はほぼ同じと考えられる．

①自然蛋白の摂取量を調整

安定期の食事療法を開始する時は，医師からの指示に基づき，**表1**[3] を参考に調整していく．

表1 安定期における蛋白摂取量の目安

年齢	自然蛋白 g/kg/日	特殊ミルク S-22 g/kg/日	総蛋白 g/kg/日
0～12か月	1.0～1.5	1.0～0.7	2.0～2.2
1～4歳	1.0～1.5	1.0～0.5	1.5～2.0
4～7歳	1.0～1.5	0.5～0.2	1.0～1.5
7歳以上	0.8～1.2	0.4～0.0	1.3～1.5

〔特殊ミルク共同安全開発委員会（編）：メチルマロン酸血症とプロピオン酸血症．改訂2008 食事療法ガイドブック．恩賜財団母子愛育会，19-21，2008 より引用，一部改変〕

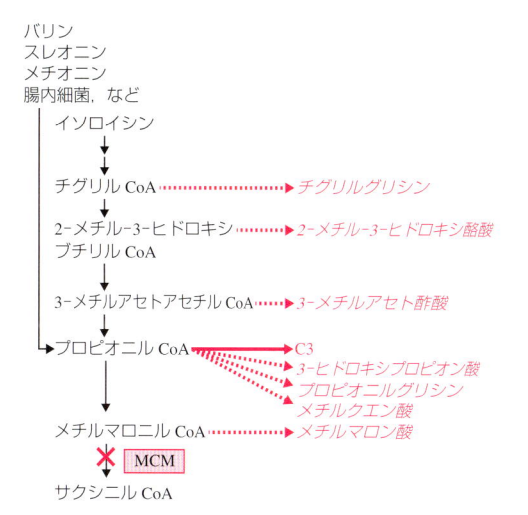

図1 メチルマロン酸血症の代謝経路

MCM：メチルマロニル CoA ムターゼ，C3：プロピオニルカルニチン，赤文字：異常代謝産物，斜体：有機酸分析所見，┄▶：GC/MS で検出，━▶：タンデムマスで検出，✗：代謝障害部位
〔長谷川有紀：メチルマロン酸血症．山口清次（編），タンデムマス・スクリーニングガイドブック．診断と治療社，92-93，2013 より引用，一部改変〕

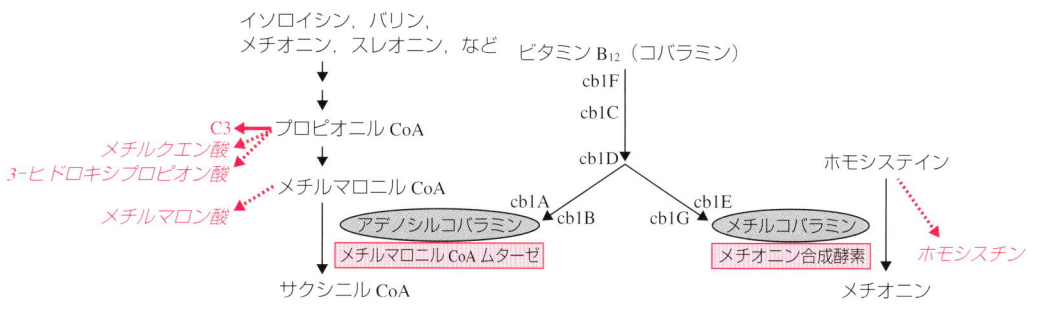

図2 メチルマロン酸血症とビタミン B_{12} 代謝との関係

C3：プロピオニルカルニチン，赤文字：異常代謝産物，斜体：有機酸分析所見，┄▶：GC/MS またはアミノ酸分析，━▶：タンデムマスで検出
〔長谷川有紀：ビタミン B_{12} 反応性メチルマロン酸血症．山口清次（編），タンデムマス・スクリーニングガイドブック．診断と治療社，94-95，2013 より引用，一部改変〕

年齢相当の必要総蛋白量に不足分は，Ile，Met，Thr，Val，グリシン（Gly）を除去した特殊ミルク S-22 で補う．

必須アミノ酸が不足しないように，成長も含めた必要最低量の蛋白は確保できるようにする．

②十分なエネルギー量を摂取

体蛋白の異化を防ぐために，日本人の食事摂取基準[4]を参考にし，十分な発達・発育が得られるようなエネルギー量を摂取する．

摂食不良の際（発熱時，感染症などの飢餓時）は，エネルギーが不足しないように，果実飲料・嗜好飲料やあめ・ゼリーなどを利用して，こまめにエネルギーを補給する．

③離乳食開始時の食材選択

自然蛋白量の計算方法を指導し，食材による蛋白量の違いや離乳食のすすめ方を提案する．

Case File >>> 新生児マススクリーニング（NBS）でみつかった軽症メチルマロン酸血症の一例

主訴：NBS でメチルマロン酸血症/プロピオン酸血症疑い.
既往歴：なし.
現病歴：41週, 3,296 g で出生. NBS で C3=4.11 nmol/mL, C3/C2=0.361 と高値でメチルマロン酸血症/プロピオン酸血症が疑われ, 当科受診. 濾紙血でのアシルカルニチン再検, 尿中有機酸の精査により, メチルマロン酸血症の確定診断となり, 食事療法, カルニチン補充療法開始となる.
検査値：尿中有機酸, メチルマロン酸, メチルクエン酸の排泄増加, 濾紙血のアシルカルニチン分析；C3=4.11 nmol/mL, C3/C2=0.24 と軽度上昇, ビタミン B_{12} 投与後1週間の尿中有機酸, メチルマロン酸, メチルクエン酸の排泄は投与前と変化せず, ビタミン B_{12} 非反応性と診断.

本ケースの特徴と重要ポイント
- メチルマロン酸血症のなかでビタミン B_{12} 反応性ではないが, 軽症型の疑われる検査結果. 特殊ミルク（S-22）を用い適度な蛋白制限は必要と思われるが, 必須アミノ酸不足にも注意が必要.
- 発熱時, 飢餓時における十分なエネルギー摂取が重要.

評価指標とアセスメント
- 発熱時, 飢餓時に十分なエネルギーが摂れて尿中, 血中ケトン体高値, アシドーシス, 高アンモニアに注意.
- 身長, 体重の正常な発達, 良好な精神運動発達.

食事療法の進め方と目標
- 離乳食開始と自然蛋白の計算が同時に始まり, 母（保護者）が不安なく取り組めるように計算法や使用食材の確認を一緒に行う.
- 食材の増やし方や低蛋白特殊食品の紹介, 使用法を説明し, 十分なエネルギー摂取ができているか確認を行う.
- 患児の好みを取り入れ, 自然蛋白を調整した料理提案を行い, 満足できる食事を目標とする.

献立の立て方
- （離乳食開始期）母乳量を計量し, 残りの自然蛋白量で, いも類や果物, 粥などを選択し離乳食とする.
- （幼児食期）主食, 主菜, 副菜の蛋白量を計算し, 1食当たりの目標量になるように調整する. エネルギー量が不足している場合は, 油脂類やでんぷん食品, 蛋白調整食品で補う.
- 1歳時（体重 10.5 kg, 身長 76.2 cm）における実際の食品構成表を**表2**に示す. 1日3回食と S-22 120 mL を3回, 夜間母乳 150 mL. 卵アレルギーに対応し, 患児の好みを考慮した食品構成表となっている. 主食は特殊食品を利用し, 副食を増やせるようにした.
蛋白量：自然蛋白 0.88 g/kg/日（食事 0.72 g/kg/日＋母乳 0.16 g/kg/日）＋制限蛋白 0.62 kg/kg/日
エネルギー量：食事 67 kcal/kg/日＋母乳 9 kcal/kg/日＋S-22 24 kcal/kg/日
- 4歳時（体重 21.3 kg, 身長 103.7 cm）における実際の献立例を**表3**に示す. 1日3回食とおやつ, S-22 120 mL を3回.
蛋白量：自然蛋白 0.99 g/kg/日＋制限蛋白 0.31 kg/kg/日
エネルギー量：食事 47 kcal/kg/日＋S-22 12 kcal/kg/日

管理・介入結果
- 離乳食開始時は, 特殊食品を用いることで食材の種類を増やして食べることができた. エネルギー不足にはならなかった.
- 幼児期は, 野菜類でかさ増しを行い, 栄養価表示のある市販食品を取り入れ, 患児の好みにあった料理を工夫し, 偏食もなく食事を楽しむことができていた.
- 発育経過も順調であった（**図3**）.

表2 症例1歳時の食品構成表例（自然蛋白 2.3～7.6 g　エネルギー 494～704 kcal）

食品群名	重量(g)	栄養価 蛋白(g)	栄養価 エネルギー(kcal)	朝食(7：00)	午前間食(10：00)	昼食(12：30)	午後間食(15：00)	夕食(18：30)	眠前夜間
げんたそうめん	25	0.7	88			げんたそうめん 25 g			
越後 1/25 米粒	80	0.2	256	越後 1/25 米粒 40 g				越後 1/25 米粒 40 g	
いも類	20	0.3	17	いも類 10 g				いも類 10 g	
油脂類	5	0.0	41	油 1～2 g		油 1～2 g		油 1～2 g	
豆腐	5	0.6	10	豆腐 5 g					
魚類	5	1.0	7			魚 5 g			
肉類	10	1.8	20					肉 10 g	
卵類	0	0.0	0						
乳製品	0	0.0	0						
野菜類・海藻類・きのこ類	105	1.9	32	いろいろ組み合わせて 35 g		いろいろ組み合わせて 35 g		いろいろ組み合わせて 35 g	
果物類	50	0.4	24			果物 25 g		果物 25 g	
調味料（醤油）	1	0.1	1	醤油 0.5 g		醤油 0.5 g			
エネルギー調整食品		0.0	110	粉あめ 10 g		粉あめ 10 g		はるさめ 10 g	
食事合計		7.0	606						
特殊ミルク S-22	360	6.5	248		S-22 120 mL		S-22 120 mL		S-22 120 mL
母乳	150	1.7	98					母乳 150 mL	
総合計		15.2	952						
げんたうどん＊1	30	0.6	106						
粉あめ＊2	10	0.0	38						
はるさめ（乾）＊2	10	0.0	34						
くずきり（ゆで）＊2	10	0.0	14						

＊1 げんたそうめんに代わるげんたうどんの栄養価
＊2 エネルギー不足分を補う

D　有機酸代謝異常症　6　メチルマロン酸血症

表3 症例4歳時の献立例（自然蛋白 21 g，1,000 kcal）

	献立名	食品名	分量(g)	エネルギー(kcal)	蛋白(g)	脂質(g)	炭水化物(g)
朝食	ご飯	米飯	100	168	2.5	0.3	37.1
		味付のり	1	2	0.4	0	0.4
	マヨネーズ和え	スナップえんどう	30	13	0.9	0	3
		マヨネーズ（卵黄型）	2	13	0.1	1.4	0
		うすくちしょうゆ	0.4	0	0	0	0
		ミニトマト	30	9	0.3	0	2.2
	フルーツ盛り合わせ	キウイ	30	16	0.3	0	4.1
		オレンジ	20	8	0.2	0	2.0
		チェリー缶	5	4	0	0	0.9
	カルシウム飲料	カルシウム飲料（カルゲンエース）	200	104	0.6	0	25
昼食	ご飯	米飯	100	168	2.5	0.3	37.1
	おろし煮	さわら	20	35	4.0	1.9	0
		だし汁	20	0	0	0	0
		こいくちしょうゆ	3	2	0.2	0	0.3
		砂糖	2	8	0	0	2
		清酒	2	2	0	0	0.1
		だいこん	20	4	0.1	0	0.8
	にんじんきんぴら	にんじん	50	19	0.3	0.1	4.6
		砂糖	2	8	0	0	2
		こいくちしょうゆ	4	3	0.3	0	0
		清酒	1	1	0	0	0
	おひたし	ほうれんそう	20	4	0.4	0.1	0.6
		はくさい	20	3	0.2	0	0.6
		こいくちしょうゆ	2	1	0.2	0	0.2
	りんご	りんご	50	27	0.1	0.1	7.3
間食	蛋白調整菓子	ゆめせんべい	20	100	0.2	4.4	14.9
夕食	ご飯	米飯	100	168	2.5	0.3	37.1
	ハヤシビーフ	牛肉もも脂身つき	10	21	2.0	1.3	0
		小麦粉	0.4	1	0	0	0.3
		たまねぎ	50	19	0.5	0.1	4.4
		グリンピース	5	5	0.3	0	0.9
		ハヤシルウ	1	5	0.1	0.3	0.5
		植物油	0.5	5	0	0.5	0
		ウスターソース	1	1	0	0	0.3
		固形コンソメ	0.5	1	0	0	0.2
		ケチャップ	5	6	0.1	0	1.4
		こいくちしょうゆ	0.3	0	0	0	0
	サラダ	レタス	10	1	0.1	0	0.3
		きゅうり	5	1	0.1	0	0.2
		とうもろこし	5	5	0.2	0.1	0.9
		ドレッシングタイプ和風調味料	3	2	0.1	0	0.5
	パンプキンスープ	西洋かぼちゃ	25	23	0.5	0.1	5.2
		たまねぎ	5	2	0.1	0	0.4
		バター	0.5	4	0	0.4	0
		牛乳	25	17	0.8	1	1.2
		水	15	0	0	0	0
		固形コンソメ	0.5	1	0	0	0.2
		食塩	0.1	0	0	0	0
		こしょう・白	少々	0	0	0	0
		パセリ	少々	0	0	0	0
合計				1,019	21.2	13.7	200

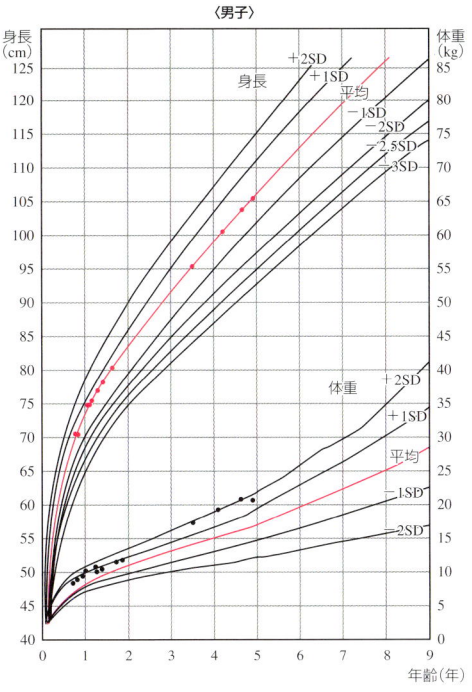

図3 発育の経過
〔平成12年乳幼児身体発育調査報告書（厚生労働省）および平成12年度学校保健調査報告書参照〕

文　献

1) 長谷川有紀：メチルマロン酸血症．山口清次（編），タンデムマス・スクリーニングガイドブック．診断と治療社，92-93，2013
2) 長谷川有紀：ビタミン B_{12} 反応性メチルマロン酸血症．山口清次（編），タンデムマス・スクリーニングガイドブック．診断と治療社，94-95，2013
3) 特殊ミルク共同安全開発委員会（編）：メチルマロン酸血症とプロピオン酸血症．改訂2008食事療法ガイドブック．恩賜財団母子愛育会，19-21，2008
4) 厚生労働省：日本人の食事摂取基準（2010年版），2009（http://www.mhlw.go.jp/shingi/2009/05/s0529-4.html）

［濱田悠介，酒井規夫，德澤千恵］

E 脂肪酸代謝異常症

7 長鎖脂肪酸代謝異常症
―VLCAD欠損症，CPT1, CPT2, TFP(LCHAD)

- ◆ 長鎖脂肪酸代謝異常症には，カルニチンパルミトイルトランスフェラーゼⅠ (CPT1) 欠損症，カルニチンパルミトイルトランスフェラーゼⅡ (CPT2) 欠損症，極長鎖アシルCoA脱水素酵素（VLCAD）欠損症，三頭酵素/長鎖3-ヒドロキシアシルCoA脱水素酵素（TFP/LCHAD）欠損症などがあるが，いずれも常染色体劣性遺伝形式をとる先天代謝異常症である．
- ◆ 長鎖脂肪酸をミトコンドリア内に輸送するために必要なCPT1あるいはCPT2, またミトコンドリア内で長鎖脂肪酸をβ酸化するために必要なVLCADあるいはTFP (LCHAD) が障害されると長鎖脂肪酸は代謝されないが，中鎖脂肪酸（MCT）は代謝される．
- ◆ 臨床症状：飢餓時の低血糖と筋障害がおもな症状．新生児期から乳幼児期にかけて低ケトン性低血糖症や高アンモニア血症を生じ，嘔吐，意識障害，けいれんを繰り返し，脳障害や突然死をきたす．心筋障害が急速に進行すると生命予後不良で，骨格筋の障害では筋力低下や筋痛がみられ横紋筋融解症を反復する．
- ◆ 横紋筋融解発作を繰り返すなかで，副甲状腺機能低下症による低カルシウム血症を呈することがある．また腎障害をきたすこともある．
- ◆ 日本における長鎖脂肪酸代謝異常症の発生頻度：10万人に1人．
- ◆ 診断基準：① タンデムマス（表1）とCKの上昇．② 酵素活性の測定と遺伝子解析で確定診断する．

治療・管理の方針

治療は最重症型をのぞき，飢餓に伴う低血糖の防止と運動負荷による筋障害進行の防止が原則である．

- 食事療法：長鎖脂肪酸を制限する必要があるが，エネルギー源として吸収のよいMCTを利用することができる．頻回哺乳とMCTの使用，飢餓時のブドウ糖点滴，脂質摂取制限を行う．
- 筋障害の予防：運動制限．① 安息香酸ナトリウム（250 mg/kg/日），あるいはフェニル酪酸（ブフェニール® 250 mg/kg/日），② L-塩酸アルギニン（600 mg/kg/日），③ カルニチン（30～50 mg/kg/日）
- 生活指導：① 発熱を伴うかぜなどの感染症や消化器症状（嘔吐・口内炎）などにより食事がとれないときにはブドウ糖の点滴静注を早期に行い発症を未然に予防する．② 運動制限は血清CK値をモニターし，運動量との相関を評価し，過度な運動をさせることで横紋筋融解を予防し，腎機能の悪化を防ぐ．一方で肥満や過保護にならないような生活指導を行う．

表1 長鎖脂肪酸代謝異常症における診断基準と主症状

疾患	タンデムマス	精査・確定診断	発症時期	臨床症状
VLCAD欠損症	C14:1>0.4	酵素活性	乳～成	低血糖,骨格筋,心筋障害
TFP（LCHAD）欠損症	C16OH>0.2	尿GC/MS 酵素活性	新～成	Reye症候群,SIDS
CPT1欠損症	C0（/C16+C18)>100	酵素活性	新～乳	Reye症候群,肝障害
CPT2欠損症	C16>8	血清C16>0.3 酵素活性	新～成	Reye症候群,筋肉障害
TRANS欠損症	C16>8	血清C16>0.3 酵素活性	新～乳	Reye症候群,SIDS
全身性カルニチン欠乏症	C0<8	カルニチンクリアランス	乳～幼	Reye症候群,SIDS

栄養食事指導のポイント

①長鎖脂肪酸（脂質）の摂取量を制限

離乳食の開始以降は長鎖脂肪酸摂取量が総摂取エネルギーの5～10%以下になるように調整する[1]．しかし，実際には長鎖脂肪酸量の把握はむずかしいため，脂質含有量の少ない食品を選択することで，脂質そのものの摂取量を減らすように提案し，脂質エネルギー比が5～10%以下になるように調整する．

②必須脂肪酸強化MCTフォーミュラ（明治721）（以下，MCTミルク）の使用

脂質制限を行うため，必須脂肪酸欠乏のリスクが高まることになる．そのため，MCTミルクを使用し，必須脂肪酸とエネルギーの確保を行う．

③低血糖予防と成長のための十分なエネルギーの確保

エネルギー不足による飢餓状態を予防するために，十分なエネルギーの確保が必要となる．エネルギー源としては糖質を多く含む食品（米飯や果物など）やMCTミルク，中鎖脂肪酸油脂（MCTオイル）をすすめる．

④食事間隔（特に夜間）の指導

飢餓状態・低血糖を予防するために，食事間隔を調整し，食事回数を増やす．特に夜間に低血糖になりやすいため，夜食として生コーンスターチを用いることもある．

食事間隔の目安

新生児：3時間以内
6か月まで：4時間以内
1歳まで：6時間以内
3歳まで：8時間以内
4歳以上：10時間

⑤患者の食生活の自立を支援する

幼少期から親とともに指導を実施し，食品に興味をもたせることに努める．一人で会話ができるようになれば，はじめは患児のみと話を行い，その後，親子一緒に話をするようにして，患児の自立を促していく．

Case File >>> 炭水化物の頻回摂取を考慮した栄養食事指導を行ったVLCADの2歳6か月男児

疾患による症状：特になし．
栄養指導の目的：食事摂取状況の確認．
栄養指導時の身体状況：88.8 cm, 13.3 kg, 成長不良なし，発達遅延なし．
栄養指導時の生化学検査：ALT 18 IU/L, AST 40 IU/L, LDH 274 IU/L, CK 181 IU/L, 3-ヒドロキシ酢酸 10.0 μmol/L, アセト酢酸 12.0 μmol/L.
内服薬：なし．
ミルク：必須脂肪酸強化MCTフォーミュラ14％濃度400〜500 mL摂取．

本ケースの特徴と重要ポイント
・脂質摂取に関しては理解できており，長鎖脂肪酸を含む油脂は使用しない食事を実践している（MCTオイルは使用）．
・栄養成分表示をみる習慣がついており，脂質量が少ない食品を選択している
・MCTミルクを飲む習慣ができている．
・平日は保育園に行っており，昼食は保育園で調整されている．
・摂取エネルギー量・脂質量・長鎖脂肪酸量について計算はしていない．

評価指標とアセスメント
・順調な成長
・低血糖や飢餓状態の回避
・長鎖脂肪酸摂取量

食事療法の進め方と目標
・1週間の食事摂取状況を記載してもらい摂取エネルギー量，長鎖脂肪酸のエネルギー比率を計算する．
・順調な成長のために，日本人の食事摂取基準2010年版から算出した必要エネルギーおよび必要栄養量と比較評価する．
・おやつの長鎖脂肪酸含有量表を作成した（**表2**）．

献立の立て方
・脂質の多い食品や油脂類を使用しない．食品ごとの脂質含有量と長鎖脂肪酸含有量を**表3**に示す．
・ご飯を基本にして献立を立てる．
・油を使用する料理の場合は，MCTオイルを用いる．
・MCTミルクは食事時に摂取してもよいが，低血糖予防に対する頻回食として間食や夜食に取り入れる．摂取量は，MCTミルク以外の食品で摂取するエネルギー量を考慮して過剰にならないように調整する．
・野菜，果物は十分に摂取する．

管理・介入結果
・食事摂取状況を**表4**に示す．食事のみではややエネルギー不足状態であるがMCTミルクを含めると必要量を満たしており，長鎖脂肪酸摂取エネルギー比10％程度でコントロールできていた．
・現在の摂取状況について問題なくできていることに対して安心され，今後も現行の食事療法が継続された．
・おやつ表を提示したことにより，おやつの選択の幅が広がり，不安が和らいだ．
・発育経過も順調であった（**図1**）．

年齢別の対応のポイント

・年齢を重ねるごとにミルクに対して不快感を示しやすくなるため，乳幼児期より，MCTミルクを飲む習慣をもたせる．
・部活動などで活動量が多くなる場合には，低血糖や飢餓状態を回避するために補食を取り入れることを考える．
・学校給食がある場合は，学校と連携をとり，脂質摂取を調整する必要がある．脂質の多い料理はのぞく．
・エネルギー不足にならないように弁当で補うことやMCTミルクを持参も考慮する．

表2　おやつの長鎖脂肪酸一覧表（100 g 当たり）

食品名	エネルギー kcal	脂質 g	長鎖脂肪酸 g	長鎖脂肪酸エネルギーの割合 %	食品名	エネルギー kcal	脂質 g	長鎖脂肪酸 g	長鎖脂肪酸エネルギーの割合 %
あん入り生八つ橋	279	0.5	0.35	1	ひなあられ・関西風	398	3.6	2.63	6
今川焼	222	1.1	0.84	3	米菓・揚げせんべい	465	17.5	16.27	31
ういろう	183	0.2	0.18	1	米菓・甘辛せんべい	380	0.9	0.81	2
うぐいすもち	241	0.4	0.29	1	米菓・あられ	381	1.4	1.26	3
かしわもち	206	0.4	0.29	1	米菓・塩せんべい	373	1.0	0.89	2
カステラ	319	4.6	3.80	11	ボーロ・衛生ボーロ	391	2.2	1.75	4
かのこ	264	0.4	0.05	0	ボーロ・そばボーロ	406	3.5	2.84	6
かるかん	230	0.3	0.27	1	松風	382	0.8	0.67	2
きび団子	304	0.3	0.27	1	三島豆	426	7.8	6.85	14
ぎゅうひ	257	0.2	0.18	1	八つ橋	395	0.5	0.45	1
きりざんしょ	248	0.3	0.27	1	らくがん	389	0.2	0.14	0
きんつば	264	0.7	0.35	1	らくがん・麦らくがん	397	1.8	1.45	3
草もち	229	0.4	0.29	1	らくがん・もろこしらくがん	389	0.3	0.16	0
くし団子・あん	201	0.4	0.31	1	クリームパン	305	10.9	8.00	24
くし団子・しょうゆ	197	0.4	0.35	2	チョココロネ	308	11.9	10.58	31
げっぺい	357	8.7	5.22	13	シュークリーム	245	13.6	11.64	43
桜もち・関東風	238	0.4	0.24	1	スポンジケーキ	298	5.6	4.34	13
桜もち・関西風	200	0.2	0.11	0	ショートケーキ	344	14.0	11.08	29
大福もち	235	0.5	0.27	1	デニッシュペストリー	396	20.7	18.69	42
タルト	293	2.9	2.13	7	ドーナツ・イーストドーナツ	387	20.4	18.67	43
ちまき	153	0.2	0.18	1	ドーナツ・ケーキドーナツ	375	11.8	10.39	25
ちゃつう	328	4.2	3.76	10	パイ・パイ皮	435	33.7	29.58	61
どら焼	284	2.6	1.97	6	パイ・アップルパイ	304	17.5	15.36	45
ねりきり	264	0.3	0.13	0	パイ・ミートパイ	414	31.1	27.22	59
カステラまんじゅう	294	1.6	1.20	4	バターケーキ	444	25.5	19.20	39
くずまんじゅう	220	0.2	0.08	0	ホットケーキ	261	5.5	4.46	15
くりまんじゅう	309	1.3	0.96	3	ワッフル・カスタードクリーム入り	256	8.8	7.23	25
とうまんじゅう	296	2.0	1.53	5	ワッフル・ジャム入り	237	2.9	2.38	9
蒸しまんじゅう	261	0.5	0.32	1	カスタードプディング	126	5.0	3.68	26
あんまん	281	5.8	5.33	17	ゼリー・ミルク	110	2.9	2.17	18
肉まん	251	4.4	3.83	14	ババロア	218	12.8	10.16	42
もなか	285	0.4	0.22	1	ウエハース	454	13.6	10.11	20
ゆべし	327	3.5	3.36	9	クラッカー・オイルスプレークラッカー	492	22.5	19.30	35
練りようかん	296	0.2	0.08	0	クラッカー・ソーダクラッカー	427	9.8	8.28	17
水ようかん	171	0.1	0.04	0	サブレ	465	16.6	14.80	29
蒸しようかん	242	0.3	0.16	1	パフパイ	567	35.7	32.06	51
芋かりんとう	476	20.6	18.90	36	ビスケット・ハードビスケット	432	10.0	8.15	17
おこし	383	0.8	0.65	2	ビスケット・ソフトビスケット	522	27.6	21.19	37
おのろけ豆	448	13.5	13.14	26	プレッツェル	480	18.6	15.68	29
かりんとう・黒	441	11.8	10.89	22	ロシアケーキ	499	23.7	21.10	38
かりんとう・白	446	11.5	10.43	21	小麦粉あられ	482	19.7	17.74	33
ごかぼう	384	5.9	5.12	12	コーンスナック	526	27.1	23.96	41
いそべせんべい	382	0.8	0.67	2	ポテトチップス	554	35.2	32.49	53
かわらせんべい	398	3.5	2.81	6	成形ポテトチップス	540	32.0	27.69	46
巻きせんべい	392	1.5	1.20	3	キャラメル	433	11.7	6.81	14
南部せんべい・ごま入り	432	11.0	10.21	21	バタースコッチ	423	6.5	4.88	10
南部せんべい・落花生入り	429	9.8	9.03	19	ブリットル	521	26.5	25.62	44
しおがま	355	0.3	0.21	1	カバーリングチョコレート	501	25.3	22.81	41
中華風クッキー	534	29.6	26.39	44	ホワイトチョコレート	588	39.5	35.75	55
ひなあられ・関東風	400	4.3	3.76	8	ミルクチョコレート	558	34.1	30.46	49

表3　食品別長鎖脂肪酸一覧表

分類	食品名	エネルギー (kcal)	脂質 (g)	長鎖脂肪酸 (g)	長鎖脂肪酸エネルギーの割合 (%)
乳類	普通牛乳	67	3.8	2.9	38
	加工乳・濃厚	73	4.2	3.6	44
	加工乳・低脂肪	46	1	0.8	16
	ヨーグルト・全脂無糖	62	3	2.3	33
	ヨーグルト・脱脂加糖	67	0.2	0.2	2
	ヨーグルト・ドリンクタイプ	65	0.6	0.4	5
	ナチュラルチーズ・エダム	356	25	18.0	45
	ナチュラルチーズ・エメンタール	429	33.6	24.1	51
	ナチュラルチーズ・カテージ	105	4.5	3.3	29
	ナチュラルチーズ・カマンベール	310	24.7	18.3	53
	ナチュラルチーズ・クリーム	346	33	24.3	63
	ナチュラルチーズ・ゴーダ	380	29	21.0	50
	ナチュラルチーズ・チェダー	423	33.8	26.0	55
	ナチュラルチーズ・パルメザン	475	30.8	22.8	43
	ナチュラルチーズ・ブルー	349	29	21.4	55
	プロセスチーズ	339	26	20.0	53
	アイスクリーム・高脂肪	212	12	9.6	41
	アイスクリーム・普通脂肪	180	8	6.3	32
	ラクトアイス・普通脂肪	224	13.6	10.3	41
	ラクトアイス・低脂肪	108	2	1.5	12
	ソフトクリーム	146	5.6	4.7	29
	シャーベット	127	1	0.6	5
	乳酸菌飲料・乳製品	71	0.1	0.0	0
卵	鶏卵・全卵-生	151	10.3	8.2	49
大豆製品	大豆・国産-乾	417	19	16.6	36
	きな粉・全粒大豆	437	23.4	20.7	43
	木綿豆腐	72	4.2	3.7	46
	絹ごし豆腐	56	3	2.6	42
	生揚げ	150	11.3	10.4	62
	油揚げ	386	33.1	30.2	70
	がんもどき	228	17.8	16.3	64
	凍り豆腐	529	33.2	29.6	50
	糸引き納豆	200	10	8.8	40
	豆乳	46	2	1.8	34
米飯・パン・麺類	米飯	168	0.3	0.3	1.4
	食パン	264	4.4	3.9	13.2
	コッペパン	265	3.8	3.3	11.3
	フランスパン	279	1.3	1.1	3.5
	ナン	262	3.4	3.0	10.3
	うどん（ゆで）	105	0.4	0.3	2.8
	そうめん（ゆで）	127	0.4	0.3	2.3
	中華めん（ゆで）	149	0.6	0.5	3.0
	中華めん（蒸し）	198	1.7	1.4	6.4
	即席カップめん-油揚げ	448	19.7	18.3	36.8
	即席カップめん-非油揚げ	342	6.4	5.7	15.0
	マカロニ・スパゲッティ（乾）	378	2.2	1.9	4.4
	マカロニ・スパゲッティ（ゆで）	149	0.9	0.7	4.4
	そば（ゆで）	132	1	0.9	5.8
イモ類・きのこ・野菜	さつまいも	132	0.2	0.1	0.6
	さといも	58	0.1	0.0	0.8
	じゃがいも	76	0.1	0.0	0.3
	えのきたけ	22	0.2	0.1	4.0
	生しいたけ	18	0.4	0.2	9.3
	ぶなしめじ	18	0.6	0.2	11.8
	まいたけ	16	0.7	0.3	18.3
	かぼちゃ（西洋）	91	0.3	0.2	1.6
	キャベツ	23	0.2	0.1	2.0
	きゅうり	14	0.1	0.0	1.5
	こまつな	14	0.2	0.1	6.2
	たまねぎ	37	0.1	0.0	0.9
	トマト	19	0.1	0.1	2.4
	なす	22	0.1	0.0	1.4
	はくさい	14	0.1	0.0	2.6
	青ピーマン	22	0.2	0.1	2.8
	ほうれんそう	20	0.4	0.2	10.1
	大豆もやし	37	1.5	1.2	28.3
	レタス	12	0.1	0.0	2.9
	れんこん	66	0.1	0.0	0.5
	グリーンピース	93	0.4	0.2	1.5

分類	食品名	エネルギー (kcal)	脂質 (g)	長鎖脂肪酸 (g)	長鎖脂肪酸エネルギーの割合 (%)
冷凍	ぎょうざ-冷凍	197	8.1	6.8	30.8
	コロッケ・ポテトタイプ・フライ用-冷凍	164	4.9	3.4	18.4
	コロッケ・ポテトタイプ（フライ済み冷凍品）	279	17.6	12.0	38.6
	しゅうまい-冷凍	215	11.2	10.0	41.8
	ミートボール-冷凍	244	16.4	14.3	52.6
魚介類・練り製品	あじ・まあじ-生	121	3.5	2.6	19.4
	あなご-生	161	9.3	7.5	41.9
	あゆ・天然-生	100	2.4	1.8	16.1
	うなぎ・養殖-生	255	19.3	15.5	54.9
	かつお・春獲り-生	114	0.5	0.3	2.6
	かつお・秋獲り-生	165	6.2	4.7	25.6
	まがれい-生	95	1.3	0.8	7.8
	きんめだい-生	160	9	7.5	42.3
	からふとます-生（切り身）	154	6.6	4.9	28.8
	べにざけ-生（切り身）	138	4.5	3.6	23.4
	さば・まさば-生	202	12.1	8.8	39.3
	さわら-生（切り身）	177	9.7	7.8	39.6
	さんま-生	310	24.6	19.3	56.0
	たい・まだい・養殖-生	194	10.8	8.5	39.3
	すけとうだら-生	79	0.2	0.1	1.5
	ひらめ・養殖-生	124	3.7	2.8	20.7
	とらふぐ・養殖-生（切り身）	85	0.3	0.2	2.1
	ぶり・成魚-生（切り身）	257	17.6	12.5	43.7
	はまち・養殖-生（切り身）	256	18.2	13.7	48.0
	ほっけ-生	115	4.4	3.1	24.3
	くろまぐろ・赤身-生（切り身）	125	1.4	0.7	5.3
	みなみまぐろ・赤身-生（切り身）	93	0.1	0.1	0.5
	あさり-生	30	0.3	0.1	2.2
	かき・養殖-生	60	1.4	0.7	11.0
	はまぐり-生	38	0.5	0.2	5.5
	ほたてがい-生	72	0.9	0.4	5.2
	くるまえび・養殖-生	97	0.6	0.3	2.3
	大正えび-生	95	0.3	0.1	1.3
	ブラックタイガー・養殖-生	82	0.3	0.1	1.4
	毛がに-生	72	0.5	0.3	3.2
	ずわいがに-生	63	0.4	0.2	3.0
	たらばがに-生	59	0.3	0.2	2.4
	するめいか-生	88	1.2	0.5	5.1
	やりいか-生	85	1	0.5	5.2
	まだこ-生	76	0.7	0.2	2.7
	蒸しかまぼこ	95	0.9	0.5	4.3
	焼き竹輪	121	2	1.6	12.2
	はんぺん	94	1	0.8	7.7
牛	和牛・かたロース・皮下脂肪なし-生	403	36.5	32.6	73
	和牛・リブロース・皮下脂肪なし-生	452	42	37.4	74
	和牛・サーロイン・皮下脂肪なし-生	456	42.5	37.7	74
	輸入牛・かたロース・皮下脂肪なし-生	237	17.1	14.9	56
	輸入牛・リブロース・皮下脂肪なし-生	252	18.1	15.7	56
	輸入牛・サーロイン・皮下脂肪なし-生	238	16.5	14.2	54
	輸入牛・もも・皮下脂肪なし-生	165	7.6	6.2	34
	牛・心臓-生	142	7.6	5.9	38
	牛・肝臓-生	132	3.7	2.1	14
豚	豚・かたロース・皮下脂肪なし-生	226	16	14.5	58
	豚・ロース・皮下脂肪なし-生	202	11.9	10.9	48
	豚中型種・ヒレ・赤肉-生	112	1.7	1.3	10
	豚・ひき肉-生	221	15.1	13.8	56
	豚・ハム・ボンレス	118	4	3.3	25
	豚・ハム・ロース	196	13.9	12.0	55
	豚・ハム・プレス	118	4.5	3.6	27
	豚・ベーコン・ベーコン	405	39.1	35.8	80
	豚・ソーセージ・ウインナー	321	28.5	26.7	75
	豚・焼き豚	172	8.2	6.8	36
鶏	若鶏・むね，皮なし-生	108	1.5	1.2	10
	若鶏・もも，皮なし-生	116	3.9	3.3	25
	若鶏・ささ身-生	105	0.8	0.5	4
	鶏・ひき肉-生	166	8.3	7.4	40
	鶏・肝臓-生	111	3.1	1.8	15

表4　食事摂取状況

日	食事＋MCTミルク エネルギー(kcal)	長鎖脂肪酸(g/エネ%/脂質%)			蛋白(g)	脂質(g)	炭水化物(g)	ミルク摂取量(mL)	食事のみ エネルギー(kcal)	長鎖脂肪酸(g/エネ%/脂質%)			蛋白(g)	脂質(g)	炭水化物(g)	備考
1	1,430	19.9	12.5	59	41.5	33.9	233	200	1,288	18.6	13.0	69.1	37.9	26.9	217	
2	797	5.8	6.5	45	23.0	12.8	143	190	662	4.6	6.3	75.4	19.6	6.1	128	
3	1,308	11.9	8.2	34	42.6	35.4	205	460	981	9	8.3	46.6	34.3	19.3	168	保育園
4	1,040	8.9	7.7	37	35.1	24.1	168	460	713	6	7.6	75.0	26.8	8	131	保育園
5	1,102	15.8	12.9	50	46.5	31.5	153	460	775	12.9	15.0	83.8	38.2	15.4	116	保育園
6	932	13.3	12.8	43	33.0	30.7	128	430	627	10.6	15.2	67.9	25.2	15.6	94	保育園
7	1,222	17.1	12.6	49	34.2	35.1	187	460	895	14.2	14.3	74.7	25.9	19	150	保育園
平均	1,119	13.2	10.5	45	36.6	29.1	174	380	849	10.8	11.4	70.4	29.7	15.8	143.4	
目安量	1,092	5〜10			20	24〜30										

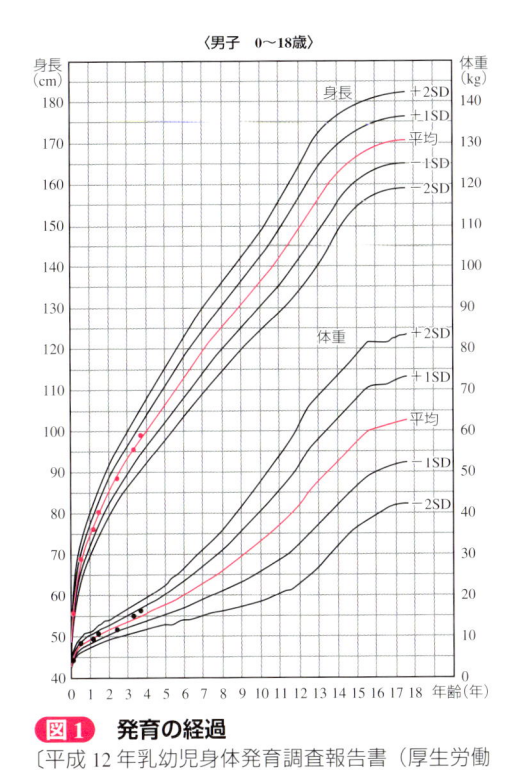

〈男子　0〜18歳〉

図1　発育の経過
〔平成12年乳幼児身体発育調査報告書（厚生労働省）および平成12年度学校保健調査報告書参照〕

・患児自身が給食を見て料理を選択できるようになるために，栄養食事指導時には患児にも同席してもらい，一緒に対話するようにする．

学校給食へお願いしたいこと

　献立内容とともに給食に含まれるエネルギー・脂質量などを患者や家族に情報提示していただきたい．

　なお，学校給食での対応が可能な場合は，目標とする摂取量になるように，脂質が多い食品の除去や料理の変更を適宜お願いしたい．

また，弁当や MCT ミルクを持参する場合は，患児の病気について学級内での理解を深め安心して摂食できるよう対応をお願いしたい．

文　献

1) 特殊ミルク共同安全開発委員会（編）：タンデムマス導入にともなう新しいスクリーニング対象疾患の治療指針．恩賜財団母子愛育会，2007
2) 文部科学省：日本食品標準成分表 2010（http://www.mext.go.jp/b_menu/shingi/gijyutu/gijyutu3/houkoku/1298713.htm）
3) 文部科学省：5 訂増補日本食品標準成分表　脂肪酸成分表編，2005（http://www.mext.go.jp/b_menu/shingi/gijyutu/gijyutu3/toushin/05031801.htm）
4) 春木明代，他：極長鎖アシル CoA 脱水素酵素（VLCAD）欠損症の 22 歳女性例に対する食事療法の試み．臨床神経学 **50**：172-174，2010
5) Solis JO, et al.：Management of fatty acid oxidation disorders：a survey of current treatment strategies. *J Am Diet Assoc* **102**：1800-1806, 2002

［新宅治夫，藤本浩毅］

E 脂肪酸代謝異常症

8 カルニチンパルミトイルトランスフェラーゼⅡ（CPT2）欠損症

- ◆成因：長鎖脂肪酸β酸化系の酵素カルニチンパルミトイルトランスフェラーゼⅡが欠損することによって発症する常染色体性劣性遺伝疾患．
- ◆病態：本酵素はカルニチンサイクルの3酵素の1つである．カルニチンサイクルは長鎖脂肪酸を細胞質からミトコンドリア内に取り込むのに必要であり，この欠損によりミトコンドリア内での長鎖脂肪酸のβ酸化が障害される（**図1**）[1]．
- ◆臨床症状：脂肪酸β酸化をおもなエネルギーとしている心臓，骨格筋の破綻から心肥大，不整脈，横紋筋融解が生じ，肝臓での脂肪酸酸化ができないことからケトン体産生障害により低血糖をきたす．新生児期に，けいれん，不整脈，無呼吸で発症する新生児発症型，生後15か月ごろまでに感染や飢餓に伴って非ケトン性低血糖発作をきたし，Reye様症候群を呈する乳児型，思春期など若年成人において，長時間の空腹や運動などによって筋痛，CK上昇，ミオグロビン尿症などの横紋筋融解を反復する骨格筋型の3つのタイプに分類される．
- ◆日本における発症頻度：約26万人に1人．
- ◆診断基準：タンデムマスによる血清アシルカルニチン分析にて，C16＋C18：1/C2比の上昇が特徴である．確定診断は酵素活性，遺伝子診断による．

治療・管理の方針

治療の重点は，非ケトン性低血糖発作をいかに防ぐかである．中鎖トリグセリド（MCTミルク，MCTオイル）の使用も有効である．ただしカルニチン投与については，意見の一致をみていない．

栄養食事指導のポイント

①頻回食

低血糖を防ぐために，食事の間隔を空けず頻回食とする．夜間の低血糖への対応が必要な場合は，未調理コーンスターチの使用も考慮する．

> **食事間隔の目安**
> 新生児期：3時間以内，6か月まで4時間以内，1歳まで6時間以内，3歳まで8時間以内，4歳以上10時間内[2]．

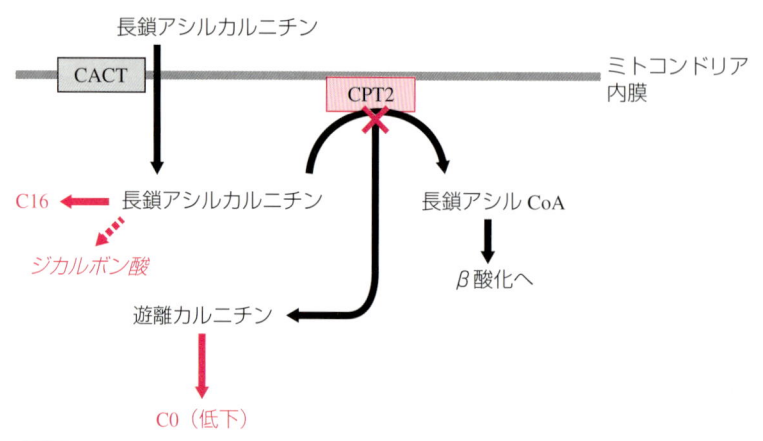

図1 CPT2 欠損症の代謝経路

AS：アシル CoA 合成酵素，CACT：カルニチン・アシルカルニチントランスロカーゼ，CPT2：カルニチンパルミトイルトランスフェラーゼⅡ，✕：代謝障害部位，赤文字：異常代謝産物，斜体：有機酸分析所見，┅▶：GC/MS で検出，▬▶：タンデムマスで検出

〔深尾敏幸：カルニチンパルミトイルトランスフェラーゼ-Ⅱ（CPT2）欠損症．山口清次（編），タンデムマス・スクリーニングガイドブック．診断と治療社，126-127，2013 より引用，一部改変〕

特に，摂取不良の際（発熱，感染症などの飢餓時），また運動時には，果実飲料・嗜好飲料やあめ・ゼリーなどを利用して，こまめにエネルギーを補給する．

②中鎖トリグリセリド（MCT）の使用

脂質の過剰摂取に注意し，長鎖脂肪酸の摂取を控える[2]．そして MCT ミルクなどの利用により，MCT をエネルギー源とすることを考慮する．必須脂肪酸の欠乏には注意する．

③成長に必要なエネルギー，栄養素の確保

長鎖脂肪酸は控えるものの，それ以外の栄養素の摂取目安量は同年齢の健常児と同様とする（日本人の食事摂取基準 2010 年版[3] を参照）．

④ミネラル，ビタミンの補給

コーンスターチ療法実践の際には，ミネラル，ビタミンの不足に注意する．

Case File ▶▶▶ 新生児マススクリーニング（NBS）にて発見された CPT2 欠損症女児

主訴：NBS にて発見される．
既往歴・家族歴：特記事項なし．
現病歴：NBS にて診断され，当院受診．
初診時現症：身長 53.9 cm（−1.7 SD），体重 4,360 kg（−1.4 SD）．
初診時検査所見：身体所見異常なし．
検査所見：血清アシルカルニチン分析；C16 を中心とした中鎖-長鎖アシルカルニチンの上昇．
遺伝子検査：CPT2 遺伝子解析にて p.F383Y/p.R477W を認めた．

本ケースの特徴と重要ポイント
・NBS にて発見された CPT2 欠損症女児．
・乳児期より MCT ミルクを利用．
・MCT ミルクの摂取に難渋し，乳児期の間に徐々に使わなくなったが，乳幼児期には発熱時などでも低血糖発作などは起こさなかった．

評価指標とアセスメント
・順調な成長発達．
・発熱時，飢餓時に低ケトン性低血糖，筋症状が

表1　1日当たりの目標量に合った食品構成表例（1〜2歳）

目標量：エネルギー 1,100 kcal，脂質 10 g 程度

食品群名	栄養価 脂質(g)	栄養価 エネルギー(kcal)	朝食 7:00	午前間食 10:00	昼食 12:00	午後間食 15:00	夕食 19:00
ごはん類	0.9	504	ごはん 100 g		ごはん 100 g		ごはん 100 g
いも類	0.1	40					じゃがいも 1/2個（50 g）
砂糖類	0.0	19			砂糖 2 g		砂糖 3 g
油脂類	0.0	0					
豆腐	1.3	22	絹ごし豆腐 30 g				
魚類	1.5	47			魚介類 40 g		
肉類	2.2	58					肉類 40 g
卵類	2.1	30	鶏卵 20 g				
野菜類	0.4	60	いろいろ 60 g		いろいろ 60 g		いろいろ 60 g
海藻・きのこ	0.0	2					
果物類	0.2	50		果物 40 g		果物 40 g	
菓子・嗜好飲料類	0.0	100				せんべい，ゼリーなど	
MCTミルク	1.9（MCT除く）	212		MCTミルク 21 g（150 mL）		MCTミルク 21 g（150 mL）	
合計	10.5	1,144					

ないか確認する．

食事療法の進め方と目標

・乳児期はMCTミルクを使用する．母乳（調製粉乳）とMCTミルクを1：1に混合して哺乳するのも一方法．低血糖がみられる場合は，MCTミルクのみとする．
・脂質の過剰摂取に注意し，成長に必要な栄養素が補給できるよう食品構成表を作成し（**表1**），各食品の適量を説明する．
・脂質を控えるため，調理における工夫点を説明する．また，肉類や魚介類の脂質含有量を説明し，脂質の少ない種類，部位を選択できるよう指導する（**表2**）．
・定期的に食事記録から栄養評価を行い，必要に応じて改善を行う．

献立の立て方

・食品構成表（**表1**）より，朝食，昼食，夕食，間食の配分を決め，配分のとおり食品を選択し，主食，主菜，副菜のようにバランスよく組み合わせてメニューを決める．
・揚物や炒め物などで使用する油脂類，またバターやマヨネーズといった食品の量と組み合せに注意し，脂質の過剰摂取をさける．
・食品構成表で示した適量のMCTミルクが飲みにくい場合は，料理にも使用する．症例の場合は，牛乳の代わりにスープやシチューに使用したり，ホームベーカリーでMCTミルク入りのパンを焼くなどして，料理に取り入れ摂取した．

管理・介入結果

・発育経過も順調であった（**図2**）．
・発熱時，飢餓時の低血糖発作は幼児期までなかった．
・4歳時に気管支炎を起こしCK 50,000 IU/dLとなり，筋肉痛を伴い軽度の横紋筋融解症を合併するようになった．感染や筋肉痛をきたしたときには早めの受診をすすめている．

表2 食品100g中の脂肪量

分類	食品名	エネルギー kcal	脂質 g
米飯・麺・パン	米飯	168	0.3
	うどん（ゆで）	105	0.4
	マカロニ・スパゲッティ（ゆで）	149	0.9
	中華めん（蒸し）	198	1.7
	フランスパン	279	1.3
	食パン	264	4.4
	ロールパン	316	9.0
	クロワッサン	448	26.8
魚（生）	あんこう	58	0.2
	まだら	77	0.2
	とらふぐ（養殖）	85	0.3
	かつお（春獲り）	114	0.5
	メルルーサ	77	0.6
	ツナ（水煮）	71	0.7
	ぐち	83	0.8
	まがれい	95	1.3
	くろまぐろ（赤身）	125	1.4
	したびらめ	96	1.6
	いとよりだい	93	1.7
	わかさぎ	77	1.7
	あじ（まあじ）	121	3.5
	めばる	109	3.5
	あまだい	113	3.6
	ひらめ（養殖）	124	3.7
	さけ（しろさけ）	133	4.1
	かんぱち	129	4.2
	すずき	123	4.2
	ほっけ	115	4.4
	ひらまさ	142	4.9
	はも	144	5.3
	いさき	127	5.7
	かつお（秋獲り）	165	6.2
	かます	148	7.2
	きんめだい	160	9.0
	あなご	161	9.3
	さわら	177	9.7
	たい（まだい・養殖）	194	10.8
	さば（まさば）	202	12.1
	キングサーモン	200	12.5
	いわし（まいわし）	217	13.9
	ぎんだら	220	17.5
	ぶり	257	17.6
	はまち	256	18.2
	たちうお	266	20.9
	うなぎ（かば焼）	293	21.0
	ツナ（油漬）	267	21.7
	さんま	310	24.6
	さば（ノルウエーさば）	326	26.8
	くろまぐろ（脂身）	344	27.5
魚介類その他	ほたてがい貝柱	97	0.1
	あさり	30	0.3
	あまえび	87	0.3
	あわび	73	0.3
	ブラックタイガー	82	0.3
	ずわいがに	63	0.4
	くるまえび	97	0.6
	たこ（まだこ）	76	0.7
	蒸しかまぼこ	95	0.9
	やりいか	85	1.0
	はんぺん	94	1.0
	かき	60	1.4
	焼き竹輪	121	2.0
	魚肉ソーセージ	161	7.2
卵	卵白	47	0.0
	鶏卵	151	10.3
	卵黄	387	33.5

分類	食品名	エネルギー kcal	脂質 g
牛肉（国産牛・生）	肝臓	132	3.7
	もも（赤肉）	140	4.9
	ヒレ（赤肉）	185	9.8
	もも（皮下脂肪なし）	181	9.9
	もも（脂身つき）	209	13.3
	かた（皮下脂肪なし）	217	14.9
	ひき肉	224	15.1
	かた（脂身つき）	257	19.6
	サーロイン（皮下脂肪なし）	270	20.2
	かたロース（皮下脂肪なし）	308	25.2
	かたロース（脂身つき）	318	26.4
	サーロイン（脂身つき）	334	27.9
	リブロース（皮下脂肪なし）	378	33.4
	リブロース（脂身つき）	409	37.1
	ばら（脂身つき）	454	42.6
豚肉（生）	ヒレ（赤肉）	115	1.9
	肝臓	128	3.4
	もも（赤肉）	128	3.6
	もも（皮下脂肪なし）	148	6.0
	かた（皮下脂肪なし）	171	9.3
	ロース（皮下脂肪なし）	202	11.9
	もも（脂身つき）	183	10.2
	ひき肉	221	15.1
	かたロース（皮下脂肪なし）	226	16.0
	かた（脂身つき）	216	14.6
	かたロース（脂身つき）	253	19.2
	ロース（脂身つき）	263	19.2
	ばら（脂身つき）	386	34.6
鶏肉（生）	鶏軟骨	54	0.4
	鶏ささみ	105	0.8
	若鶏むね（皮なし）	108	1.5
	鶏肝臓	111	3.1
	若鶏もも（皮なし）	116	3.9
	鶏ひき肉	166	8.3
	若鶏むね（皮つき）	191	11.6
	若鶏もも（皮つき）	200	14.0
肉類その他	ボンレスハム	118	4.0
	焼き豚	172	8.2
	ローストビーフ	196	11.7
	ロースハム	196	13.9
	生ハム（長期熟成）	268	18.4
	ウインナーソーセージ	321	28.5
	ベーコン	405	39.1
大豆製品	絹ごし豆腐	56	3.0
	おから（新製法）	111	3.6
	調製豆乳	64	3.6
	木綿豆腐	72	4.2
	大豆（ゆで）	180	9.0
	糸引き納豆	200	10.0
	生揚げ	150	11.3
	きな粉（全粒）	437	23.4
	油揚げ	386	33.1
乳製品	無脂肪乳	33	0.1
	低脂肪牛乳	46	1.0
	プレーンヨーグルト	62	3.0
	普通牛乳	67	3.8
	カテージチーズ	105	4.5
	プロセスチーズ	339	26.0
	クリームチーズ	346	33.0
その他	アボカド	187	18.7
	落花生 乾	562	47.5
	アーモンド 乾	598	54.2
	クルミ	674	68.8

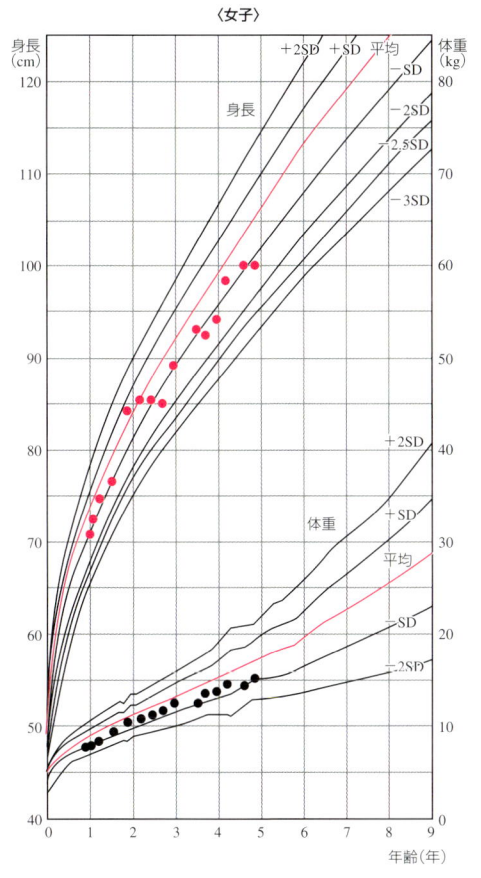

図2 発育の経過
〔平成12年乳幼児身体発育調査報告書（厚生労働省）および平成12年度学校保健調査報告書参照〕

文献

1) 深尾敏幸：カルニチンパルミトイルトランスフェラーゼ-Ⅱ（CPT2）欠損症．山口清次（編），タンデムマス・スクリーニングガイドブック．診断と治療社，126-127，2013
2) 特殊ミルク共同安全開発委員会（編）：タンデムマス導入にともなう新しいスクリーニング対象疾患の治療指針．恩賜財団母子愛育会，22，2007
3) 厚生労働省：日本人の食事摂取基準（2010年版），2009（http://www.mhlw.go.jp/shingi/2009/05/s0529-4.html）

［酒井規夫，長井直子］

E　脂肪酸代謝異常症

9　グルタル酸血症Ⅰ型（GA1）

◆ グルタル酸血症Ⅰ型は常染色体劣性遺伝形式をとる先天代謝異常症である．19番染色体短腕 19p13.2 にあるグルタリル CoA 脱水素酵素（*GCDH*）遺伝子の変異によりリジン，ヒドロキシリジン，トリプトファンの中間代謝においてグルタリル CoA の代謝が障害されるため，グルタリル CoA が蓄積し，グルタル酸やグルタリルカルニチンが増加する（図1）．
◆ グルタル酸と3ヒドロキシグルタル酸の蓄積により，中枢神経系，特に線条体が障害され，錐体外路症状が徐々に進行する．半数以上の患者で生後8か月までに頭囲拡大やジストニア，ジスキネジア，筋緊張低下，アテトーゼなどの神経症状が出現する．
◆ 臨床症状：頭囲の増大と大脳基底核病変，ジストニア，筋緊張低下などの神経症状をきたす．脳画像検査で特徴的な Sylvius 裂の著明な拡大，大脳皮質の萎縮，脳室拡大などを認める．
◆ 日本における発生頻度：22万人に1人．
◆ 診断基準：① グルタリルカルニチン値（C5-DC）の上昇と尿有機酸分析で診断される．② 酵素活性の測定と遺伝子解析で確定診断する．

治療・管理の方針

治療は食事療法と薬物療法をあわせて行う必要がある．
・食事療法：① 低蛋白食（0.8〜1.5 g/kg/日）で関連アミノ酸を制限し，② エネルギーを十分に補給する．

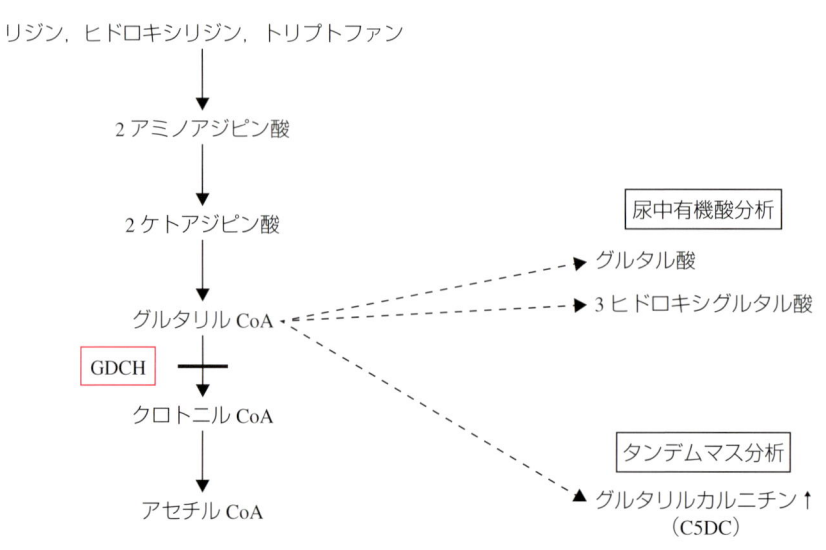

図1　グルタル酸血症Ⅰ型（GA1）の代謝異常と診断
GDCH：グルタリル CoA 脱水素酵素

- 薬物療法：有機酸を解毒する薬を使用する．① リボフラビン（10 mg/kg/日）および カルニチン（100～150 mg/kg/日）
- 血中リジン濃度は正常下限（60～90 μmol/L）に，遊離カルニチン濃度は高め（60～100 μmol/L）に維持するように投与量を調節する．
- 生活指導：蛋白異化の亢進する風邪などの感染症や食事がとれないときには，ブドウ糖の点滴静注を早期に行い発症を未然に予防する．

栄養食事指導のポイント

①リジン・トリプトファンの制限

リジン・トリプトファンを制限するため，自然蛋白摂取量を（1.0～1.5 kg/kg/日）に調整する[1]．血中リジン濃度（正常下限：60～90 μmol/L）を維持する[1]．

②必要栄養量の充足

幼児期までは，100～120 kcal/kg/日[1]を目安とし，以降は日本人の食事摂取基準（2010年版）に準じた形でエネルギー量を調整する．成長に必要な栄養素を充足させるため，リジン・トリプトファン除去ミルク（雪印 S-30）や，蛋白除去ミルク（雪印 S-23）を用いる．

Case File >>> 尿中有機酸分析にてグルタル酸血症Ⅰ型と診断された1歳2か月男児

主訴：左眼球偏位，けいれん．

現病歴：出生時異常なく，1～4か月の健診では特に異常を指摘されることはなかったが，7か月頃より頭囲拡大（+2 SD）がみられた．自宅にてベッドから転落し，左眼球偏位とけいれんを認め，救急病院を受診．頭部CT検査にて硬膜下水腫を認めたため，穿頭・慢性硬膜下血腫除去術を施行．術後，けいれんコントロール不良，頭囲拡大著明，追視不能，眼球異常運動，舌ジスキネジア，四肢不随運動が出現したため，グルタル酸血症Ⅰ型が疑われ，アシルカルニチン，アミノ酸分析，尿中有機酸分析が行われ，確定診断された．精査加療目的にて紹介入院となった．

入院時内服薬：ミトコンドリア機能賦活薬800 mg/日（100 mg/kg/日），ビタミン B₂ 製剤 70 mg/日（8.75 mg/kg/日），バルビツール酸系抗てんかん薬 40 mg/日（5 mg/kg/日），ベンズイソキサゾール系抗てんかん薬 30 mg/日（3.75 mg/kg/日）．

入院中の栄養：一般調製粉乳 90 mL×6回，S-23 100 mL×6回，総エネルギー 794 kcal（推奨 790 kcal），蛋白 8.64 g（推奨 7.9 g）とした．嚥下ができないため，ミルクは経鼻胃管より，1日6回，1回当たり約1時間半かけて注入．

入院時栄養指導：嚥下訓練，自然蛋白制限について栄養食事指導実施．退院後も，栄養状態や経口摂取量の状況に応じて，外来にて継続指導となった．

本ケースの特徴と重要ポイント
- 乳児期に嚥下障害があったため，経鼻胃管からミルクを投与．
- 嚥下訓練のための嚥下食について指導を行った．
- 兄弟の影響による自然蛋白摂取量の増加に対して，低蛋白食品を用いた．

評価指標とアセスメント
- 血中リジン濃度（正常下限：60～90 μmol/L）を維持．
- 順調な成長．

食事療法の進め方と目標
- 調理担当者である母親が自然蛋白制限を理解できるよう指導した．
- 必要栄養量を充足するため，特殊ミルクが必要であることが理解できるよう指導した．
- 蛋白量の把握に「食品群別平均エネルギー・たんぱく質量およびアミノ酸量・アミノ酸含有量表：食事療法ガイドブック　アミノ酸代謝異常

症・有機酸代謝異常症のために」を用いた食品構成表を作成した．患児6歳時の指導に用いた食品構成表を**表1**[2]に示す．

- 離乳期は，栄養成分表示が記載されているため，自然蛋白の管理が簡便に行えることから，市販のベビーフードを利用した指導を行った．
- 嚥下機能回復後は兄弟の影響もあり，自然蛋白摂取量が増加し，通常食での制限が困難となってきたため，低蛋白のご飯，麺，パンなどを紹介するとともに，食品構成表の利用方法や食品成分表の見方について指導を行った．
- 学校給食の対応では，主食は低蛋白ご飯や低蛋白パンを持参し，おかずについては可能な範囲で給食を食べさせ，朝食と夕食で自然蛋白の1日摂取量を調整するよう指導した．

献立の立て方

- 食品構成表を用い，自然蛋白を1.0〜1.5 kg/kg/日に制限する．
- 必要エネルギーを確保するために，特殊ミルクを用いる．
- 成長に応じて自然蛋白摂取量が増加すれば，低蛋白米などの特殊食品を利用する．

管理・介入結果

- 血中リジン濃度の経過はおおむね順調であった．結果を**表2**に示す．
- 発達の経過を**図2**に示す．
- 乳児期にあった嚥下障害は，2歳を迎えるころには改善され，通常の嚥下が可能となった．
- 小学校入学の際に，学校側と連携を密にしたため，事前に料理ごとの栄養価を提出してもらえるなど，協力が得られた．

表1　患児6歳時の食品構成表例　体重 18.9 kg　身長 108.2 cm

指示栄養量：エネルギー 1,550 kcal，自然蛋白 18 g

ミルク回数 6回	S-30	S-23	ミルク合計	食事	合計
エネルギー（kcal）	394	452	846	687	1,533
蛋白（g）	12.0	0.0	12.0	17.6	29.6

ミルクの種類	使用量（g）	蛋白（g）	エネルギー（kcal）
S-30	85.8	12.0	394
S-23	93.6	0.0	452
合計		12.0	846
食品区分		平均蛋白	平均エネルギー
うどん	60	1.6	63
いも類	20	0.3	17
大豆製品	20	2.4	40
魚類	20	4.0	30
肉類	20	3.5	39
卵	25	3.3	48
緑黄色野菜	30	0.6	10
その他の野菜	50	0.9	15
果実類	50	0.4	24
砂糖	5	0.0	19
油脂類	10	0.0	90
＜特殊食品＞			
低蛋白ごはん	180	0.4	292
合計		17.6	687

表1 （つづき）
食品成分表（一部）

食品区分		平均蛋白	平均エネルギー
粥	100	0.7	71
米飯	100	2.5	168
うどん	100	2.6	105
食パン	100	9.3	264
いも類	100	1.6	83
大豆製品	―	12.1	198
魚類	100	19.8	148
肉類	100	17.7	197
卵	100	13	191
緑黄色野菜	100	1.9	32
その他の野菜	100	1.7	30
果実類	100	0.7	47
砂糖	100	0	380
油脂類	100	0	900

（特殊ミルク共同安全開発委員会（編）：食品群別平均エネルギー・たんぱく質量およびアミノ酸量・アミノ酸含有率（％）．改訂2008食事療法ガイドブック アミノ酸代謝異常症・有機酸代謝異常症のために．恩賜財団母子愛育会，62，2008より引用，一部改変）

表2 血中リジン濃度の推移
目標値：正常下限：60～90 μmol/L（健常児基準値 1～4歳：83～211 μmol/L）

	1歳2か月	1歳5か月	2歳1か月	3歳0か月	3歳7か月	4歳6か月	5歳1か月	5歳7か月	6歳1か月
食前（μmol/L）	115	113	107	99	107	126	172	86	125
食後（μmol/L）	85	114	96	89	75	150	127	137	92

年齢別の対応のポイント

[乳幼児期]
　乳児期は特殊ミルク中心の栄養管理とする．離乳期～幼児期は，特殊ミルクを中心とするが，自然蛋白制限について指導を開始する．

[学童期]
　学校給食については，自然蛋白制限が必要となることを入学前に学校側に申し入れるよう指導するとともに，給食の予定献立を入手し，制限範囲内で食べられるメニューを選べることができるよう指導していく．また，患児の理解力にあわせて，自身が食事について自己管理できるよう徐々に教育をはじめる．

[中学生・高校生]
　中学生・高校生の時期は，最もエネルギーを必要とする時期であるため，必要栄養量を満たすことができているか確認する．特に，運動部に所属している場合は必要量が増加するため，十分に配慮するよう指導を行う．

[大学生・社会人]
　患者本人が自己管理できるようサポートする．

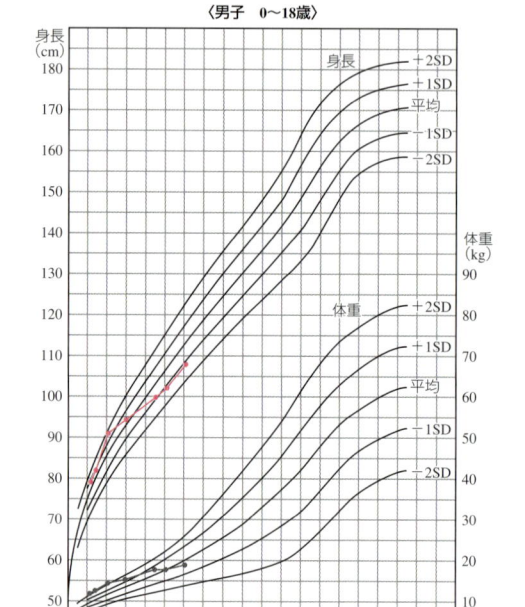

図2 発育の経過
〔平成12年乳幼児身体発育調査報告書(厚生労働省)
および平成12年度学校保健調査報告書参照〕

学校給食へお願いしたいこと

・入学前に保護者との話し合いを行い，給食について対応できることを確認する．
・不明な点があれば，医療機関に問い合わせをする．
・事前に給食の献立を保護者に対して提供する際に，栄養成分（特にエネルギー，蛋白）の提示を行う．

文　献

1) 特殊ミルク共同安全開発委員会（編）：タンデムマス導入にともなう新しいスクリーニング対象疾患の治療指針．恩賜財団母子愛育会，2007
2) 特殊ミルク共同安全開発委員会：改訂2008 食事療法ガイドブック アミノ酸代謝異常症・有機酸代謝異常症のために．恩賜財団母子愛育会，62，2008

［新宅治夫，灘井　城］

F　その他の疾患

10　Glut-1 欠損症

- ◆成因：glucose transporter 1（Glut-1）は，脳の微細血管に存在しグルコースを脳内に取り込むのに不可欠な膜蛋白であり，Glut-1 欠損症は，脳のエネルギー源としてのグルコースが慢性的に不足することに起因する神経疾患である．
- ◆症状：古典型は，乳児期早期発症の難治性てんかん性脳症を呈する．最近は発達正常例もあり，失調のみ，運動時の不随意運動のみなど種々の神経症状を呈することがわかってきたが，空腹時の症状悪化（特に早朝空腹時は最も悪化）は共通してみられる症状である．
- ◆頻度：日本人患者は数十人報告がある．大半が孤発例であるが，まれに常染色体優性遺伝家系の報告もある．
- ◆診断検査
  - ①食事前後脳波：徐波やてんかん性異常波が食事摂取により速やかに改善する．
  - ②髄液検査：髄液糖低値（hypoglycorrhacia）かつ同時血糖正常値．一晩絶食後，早朝空腹時の髄液糖＜40 mg/dL または髄液糖/同時血糖比＜0.4．
  - ③Glut-1 遺伝子（*SLC2A1*）：アミノ酸変異を伴う異常をヘテロで認めることが多い．
  - ④赤血球糖取り込み検査：Glut-1 蛋白が赤血球膜にも存在することを利用し，患者赤血球への糖取り込み能が低下していることを *in vitro* で証明する．遺伝子異常を認めない場合に実施を考慮する．

治療・管理の方針

　脳に必要なエネルギーを糖以外で補うケトン食療法（ketogenic diet：KD）が第一選択である（図1）．KDは，古典的ケトン食（classical KD：cKD），修正アトキンス食（modified Atkins diet：MAD），低グリセミック指数食（low-glycemic index diet：LGID），など種々の方法で試されている．cKDは48時間絶食後に3：1〜4：1の高ケトン比の食事で導入するが，本症では絶食時に悪化を認めることもあるため絶食を行わない場合が多い．乳児期はケトンフォーミュラ使用により比較的導入しやすいが，年長児では脂肪中心の食事が食べにくく継続困難の場合が多い．MADはもともと肥満減量法の食事療法を修正しKDに応用したもので，導入時に1日摂取総炭水化物量を10 g（成人で15 g）に制限する以外は，熱量・水分・蛋白摂取量に制限はなく，幼児期以後でも取り組みやすく継続しやすい．バルプロ酸ナトリウム（VPA）投与とケトン食療法を同時に行う場合にはカルニチンの併用が必須である．本症では，一般的なてんかんに対するケトン食療法とは違い脳へのエネルギー補充が目的であるので，ケトン比が低くても症状改善が認められることが多く，ドロップアウトすることなく長期に継続することが最も重要である．KDの副作用としての成長障害，高脂血症，動脈硬化などは長期的に注意深い観察が必要である．

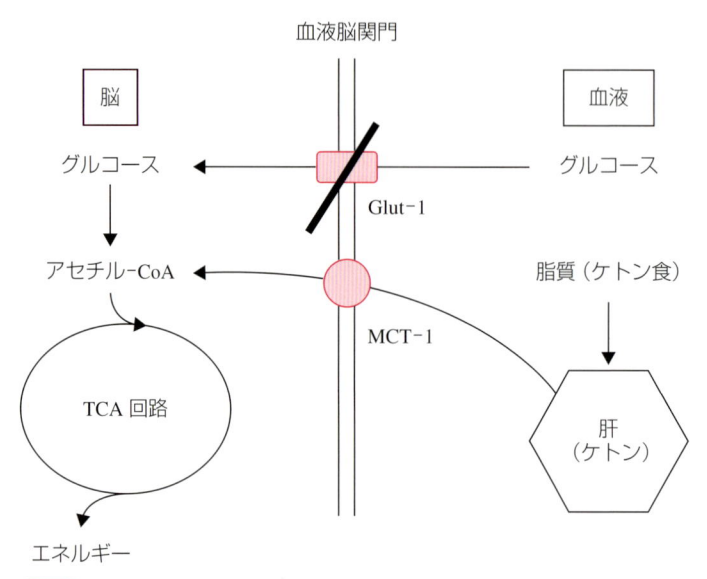

図1 Glut-1 欠損症におけるケトン食の有効性
Glut-1：glucose transporter 1，MCT-1：monocarboxyl transporter 1

栄養食事指導のポイント

ケトン比は，Woodyatt の式[1]により以下のとおり算出する．

ケトン比＝（0.9×F＋0.46×P）÷（C＋0.1×F＋0.58×P）
F＝脂質（g），P＝蛋白（g），C＝炭水化物（g）

ケトン比は3～4と高いほど症状の改善が大きいことは予想される．実際に乳児期早期の診断直後からケトン比3の食事を継続して，正常範囲の発達を維持している症例がある．逆に本疾患においては，「脳にエネルギーを補充する」という観点から，1日に数回，間欠的にケトン比を2～3に上げ，1日トータルでは1～2の低いケトン比でも改善がみられる症例もある．ケトン比が高い食事は調理者の負担や高脂肪食特有の食べ難さからドロップアウトしてしまう場合もあり，また，ケトン食導入早期の低血糖や嘔吐，下痢，維持期以降の脂質代謝異常などの副作用にも配慮を要し，実際には可能な限り長期に継続できる範囲内でケトン比を上げるよう，患者ごとに試行錯誤しながら決めていくことが求められる[2]．

①食材の配分を提案

現在の患児の食事摂取状況，食事形態，ケトンフォーミュラ（後述）摂取の可否に配慮し，また，成長期に必要なエネルギー・栄養素を確保しながら，可能な範囲でケトン比を上げる食材の配分を提案する．

②間食や眠前の補食などを適切に摂る

空腹時間が長い起床時などに神経症状が出現しやすい．臨床症状の内容と症状の起きるタイミングなどを詳細に聞き取り，間食や眠前の補食を指導する．

③具体的な献立の調整方法を提示する

主食：炭水化物を主成分とする主食はできるだけ摂取しない．ケトン比を上げると同時に食事の満足感を出すため，ケトンフォーミュラを小麦粉の代用としてパンやピザを作ったり，市販の低糖質パンなどを適量摂取する．

副食：いも類やかぼちゃなど炭水化物含有量の多い低ケトン比食材は控え，肉類，魚介類，卵，大豆・大豆製品，および野菜類は適量摂取する．調味料は，砂糖やみりんの代用にゼロカロリーの人工甘味料を使用して炭水化物摂取を控える．油脂は長鎖脂肪酸（LCT）の過剰摂取を控え，ω3/ω6脂肪酸比を上げるよう配慮し，中鎖脂肪酸（MCT）パウダーやMCTオイルを調理に加えてケトン比を上げる．

ケトンフォーミュラ（図2）：乳児の場合は，ミルクをケトンフォーミュラに切り替える．乳児期を過ぎても，牛乳などの代替として飲用したり，調理に応用することは有用であり，継続して摂取する．

間食：ナッツやチーズなどの高ケトン比食材や，ケトンフォーミュラを利用したデザートなどを空腹時に摂取する．

給食：主食は前述した代替食材を持参し，牛乳の代わりにケトンフォーミュラを摂取してもらう．空腹時間が長くなる場合は，高ケトン比の間食を持参して摂取してもらうなど，学校・通園施設で可能な対応方法を確認して調整する．

④効果を評価する

ケトン食療法導入後は，来院ごとに食事内容を聞き取り，日常的なケトン比を把握する．また，血中ケトン体濃度（3-OHB濃度）や尿中ケトン体の推移と，臨床症状の変化，発達状況を確認し現状のケトン食の効果を評価する．

⑤副作用の確認

血液検査により栄養状態低下や脂質代謝異常，高尿酸血症などの副作用が生じていないかを確認する．高脂血症がある場合は飽和脂肪酸の過剰摂取を是正する．高尿酸血症がある場合は十分な水分摂取を行う．

⑥患者・家族の気持ちを確認

ケトン食療法を継続することに対する患児・家族の気持ちを確認する．

Case File >>> 生後2か月からてんかん発症，空腹時失調性歩行あり，4歳2か月時に本症と診断された12歳女児

主訴：空腹時の異常眼球運動と失調性歩行．
既往歴・家族歴：特記すべきことなし．
現病歴：在胎41週0日，体重2,652gで出生．生後2か月にてんかん発作．VPAで発作回数減少するが抑制には至っていない．空腹時の異常眼球運動と失調性歩行を認め，発達遅滞（DQ：39）もあり，精査目的で4歳0か月時に精査入院した．
諸検査：頭部MRI・脳波・血液：異常なし，髄液（空腹時）糖24 mg/dLと低値（同時血糖81 mg/dL，髄液糖/血糖の比＝0.29），赤血球の糖取り込み能低下あり，Glut-1異常症と診断された．
経過：4歳4か月からケトン食療法開始した．空腹時にケトン比2〜3の補食を摂りながら1日総ケトン比1.2〜1.5のケトン食で神経症状は消失して安定し，11歳まで継続した．思春期発来の11歳から脱力・意識減損のエピソードが月単位に出現し，空腹時欠伸発作，脳波の悪化が認められた．12歳で入院加療によりケトン比2〜3にアップし，在宅でもケトン比2〜2.5の食事療法を継続し，脱力のエピソードとてんかん発作は消失した．

本ケースの特徴と重要ポイント

・重度発達遅滞，退行なし．
・「脳へのエネルギー補充」を長期に維持するために4歳4か月からケトン比1.2〜1.5で食事療法開始し，神経症状は改善，てんかん発作消失．
・11歳から脱力・意識減損のエピソードが月単位に出現，空腹時欠伸発作出現，脳波悪化．
・ケトン比を2〜3にアップするため12歳で入院加療後，在宅でもケトン比2〜2.5を継続．

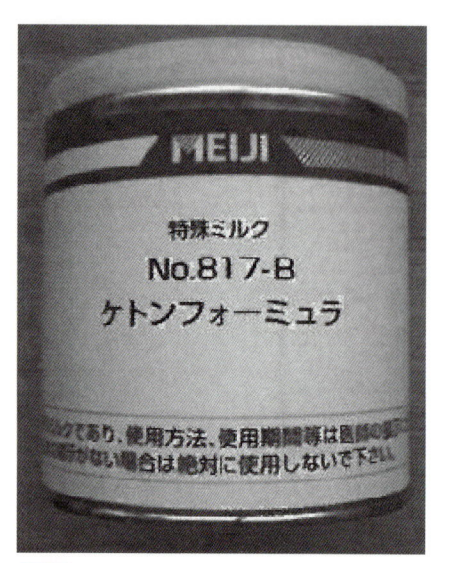

図2 ケトンフォーミュラ（ケトン比2.9）
ケトン食療法用の特殊ミルク．効率よくケトン体を作り出すことができる中鎖脂肪酸（MCT）が主要成分となっている．

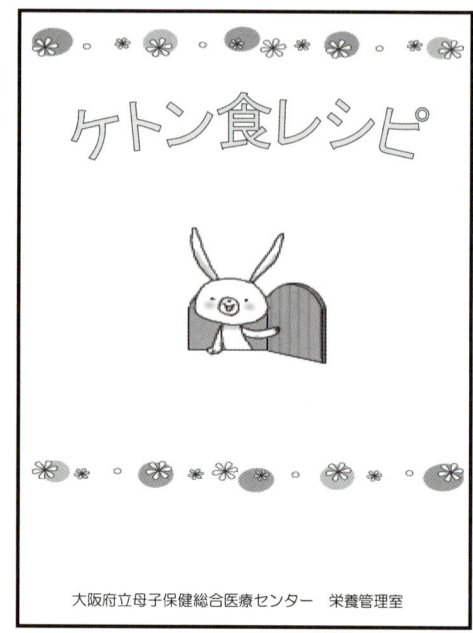

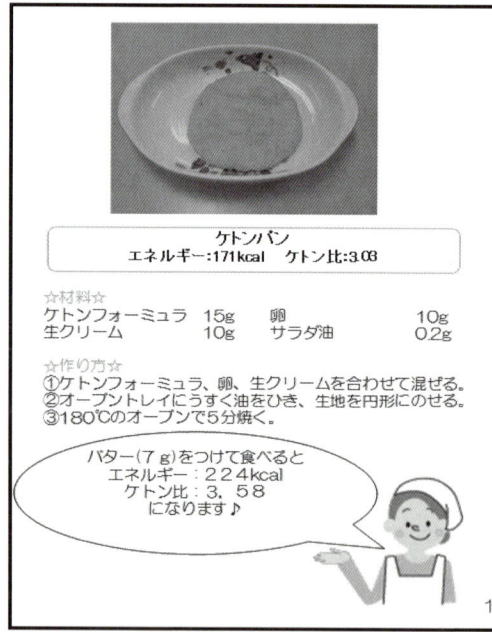

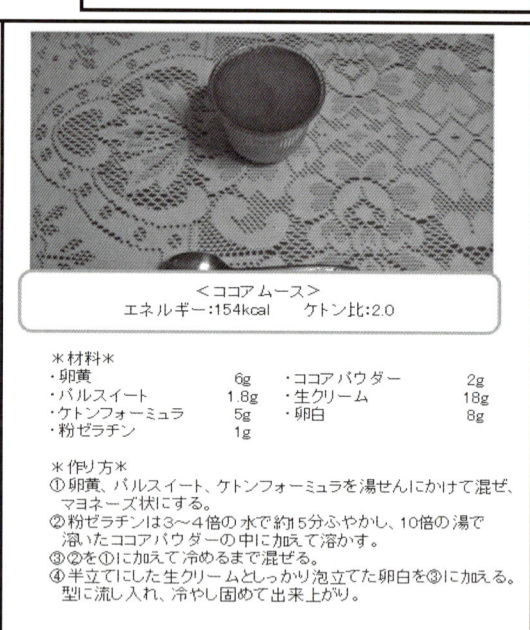

図3 大阪府立母子保健総合医療センター 栄養管理室ケトン食レシピ集（抜粋）

評価指標とアセスメント
・順調な成長
・神経症状の改善
・脳波改善
・血中ケトン濃度（3-OHB）の高値維持
・血中脂質の正常維持

食事療法の進め方と目標
・ケトン食に適する食材，適さない食材を把握しやすいように，各食材のケトン比一覧表（p.88）を配布．

・成長期の必要エネルギーおよび必要栄養量を確保しながら，目標ケトン比を維持できる食品構成表（表1）を作成して適切な食品目安量の説明を行う．

・学校給食はケトン比を上げるために，主食といも類，糖質の多い野菜類，牛乳，果実類を除い

表1 12歳時の目標量に合った食品構成表例

目標：エネルギー 2,200 kcal，ケトン比 2.5～3，蛋白 60 g，脂肪 202 g，炭水化物 32 g

食品グループ	目安エネルギー(kcal)	朝食	午前補食	昼食	おやつ	夕食	眠前補食
ごはん類	0		ケトンフォーミュラ粉末 15 g でケトンパン 1 枚 朝・昼・夕で 15 g×3 枚＝45 g ケトンフォーミュラを使用して下さい		給食の主食は、ケトンパンを持参して食べます。		
パン類							
麺類							
いも類・かぼちゃなど	0		いも、かぼちゃや、麺類などの穀類がおかずに入っている場合は、食べないようにしましょう。				
果物類	0						
魚類	40					魚半切れ 20～30 g	
大豆・豆腐類	40			肉類 30 g 豆腐 25 g	給食の副食（おかず）は、芋や穀類を除いて標準量の半量食べます。	油あげ 5 g	
卵類	95	たまご 1 個 60 g					
肉類	40		チーズ 20 g		チーズ 30 g		
チーズ	200						
牛乳・乳製品	748	ケトンフォーミュラ(飲用) 100 cc (14 g)	ケトンフォーミュラ(飲用) 50 cc (7 g) (学校へ持参)	ケトンフォーミュラ(飲用) 100 cc (14 g) (学校へ持参)	給食の牛乳は飲まないようにします。		ケトンフォーミュラ(飲用) 100 cc (14 g)
					ケトンフォーミュラ(飲用) 50 cc (7 g)		
MCT食品	467	MCTパウダー 大スプーン 1 杯 5 g (ケトンミルク用) MCTオイル 10 g	飲用分とは別に、ケトンフォーミュラ粉末 15 g でケトンパン 1 枚分にケトンフォーミュラ使用して下さい。	MCTパウダー 大スプーン 1 杯 5 g (ケトンミルク用) MCTオイル 10 g	MCTパウダー 大スプーン 1 杯 5 g (ケトンミルク用)	MCTオイル 10 g	MCTパウダー 大スプーン 1 杯 5 g (ケトンミルク用)
その他油脂類	400	生クリーム 10 g (ケトンパン用) その他の油 10 g		生クリーム 10 g (ケトンパン用) その他の油 5 g		生クリーム 10 g (ケトンパン用) その他の油 15 g	
緑黄色野菜 その他の野菜 海藻・きのこ類 こんにゃく	80	} 100 g	エネルギー的にはほとんどありませんが、繊維が豊富な大切な食品です。	} 100 g		} 100 g	
調味料類	40	みりん (給食用) 小スプーン 1 杯 6 g			市販品ではゼロカロリーゼリー糖分の少ないナッツ類低カロリーチョコレートなど	みりん、砂糖はご自宅では使用しないようにしましょう。ゼロカロリーの甘味料を代わりに使用しましょう。	
菓子類	50	砂糖 (給食用) 小スプーン 1 杯 3 g			手作り菓子 (レシピ参照)		

F その他の疾患

10 Glut-1欠損症

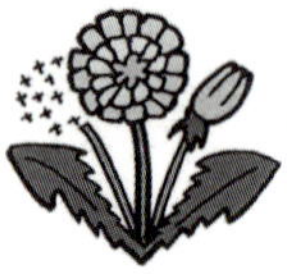

○○○ちゃんの体調評価表 （お母さんが見て、感じたとおりを数字・○×で記入してください）

備考	日付 年　月	起床時の ふらつき 悪～良 1～5	眼球異常 有・無 ○・×	発作 有・無 ○・×	歩行の様子 悪～良 1～5	1日の評価 悪～良 1～5	ケトン食 （量） 多　少 ○△×	ケトン食 （内容） 良　悪 ○△×
	1							
	2							
	3							
	4							
	5							
	6							
	7							
	8							
	9							
	10							

図4　体調評価表
臨床症状，ケトン食の摂取量や内容を記録し，在宅でのモニタリングに利用．

て提供してもらい，家庭からケトンパン，ケトンミルクなどを持参して食べるようにする．
・調理の参考に，主食，主菜，副菜，おやつ別のケトン食レシピ集（**図3**）を配布する．
・在宅で保護者が患児の状態をモニタリングしやすいよう体調評価表（**図4**）を配布し，保護者の主観的判定により記録してもらい，来院時にはケトン食の効果判定にも用いる．
・調理者の負担や高脂肪食特有の食べ難さからドロップアウトしてしまうことのないよう，患者と調理者が可能な範囲でできるだけ高いケトン比を長期に継続できるようにサポートする．

献立の立て方
前述の具体的な献立の調整方法にそった実際の献立例を**表2**に示す．

管理・介入結果
・食事のケトン比および血中ケトン体濃度（3-OHB濃度）と臨床症状の推移を**表3**に示す．
・発育経過を**図5**に示す．
・11歳まではケトン比1.2～1.5で，脳波も安定し，神経症状もなく経過した．
・11歳で神経症状の悪化が認められ，12歳時に入院によりケトン比2.5～3の食事療法を行い，脳波検査で空腹時の徐波の改善と非定型欠神発作の消失が認められた．退院後も在宅でケトン比2～2.5の食事療法を継続できるようにサポートしている．

表2 12歳の献立例（ケトン比：2.6）

	献立名	食品名	分量 (g)	ケトン比
朝食	ケトンチーズパン	ケトンフォーミュラ（817-B） たまご 生クリーム マクトンオイル® プロセスチーズ	15 20 10 5 18	
	ベーコン	ベーコン	15	
	ブロッコリー	ブロッコリー マヨネーズ マクトンオイル®	45 10 4	
	ケトンミルク	ケトンフォーミュラ（817-B） マクトンゼロパウダー®	14 5	
				3.03
間食	ケトンミルク	ケトンフォーミュラ（817-B） マクトンゼロパウダー®	7 5	
	チーズ	プロセスチーズ	20	
				2.26
昼食 （給食おかず半量）	ケトンベーコンパン （自宅から持参）	ケトンフォーミュラ（817-B） たまご 生クリーム ベーコン マクトンオイル®	15 20 10 5 5	
	とりすき煮	鶏もも 焼き豆腐 焼きふ しらたき はくさい ねぎ えのき たまねぎ 料理酒 こいくちしょうゆ さとう 調合油	15 5 1.5 10 25 5 10 25 0.5 3 1 1	
	中華サラダ	焼き豚 キャベツ もやし チンゲン菜 さとう 塩 米酢 こいくちしょうゆ ごま油	5 5 7.5 7.5 1 0.1 2 2 2	
	ケトンミルク （自宅から持参）	ケトンフォーミュラ（817-B） マクトンゼロパウダー®	14 5	
				1.97
間食	チーズ	さけるチーズ	30	
	ケトンミルク	ケトンフォーミュラ（817-B） マクトンゼロパウダー®	7 5	
				2.2
夕食	ケトンホットケーキ	ケトンフォーミュラ（817-B） たまご 生クリーム マクトンオイル® バター	15 20 10 5 10	
	ほうれん草とエリンギ のソテー	ほうれん草 エリンギ バター ガーリックパウダー こいくちしょうゆ 塩 こしょう	60 20 10 0.1 2 0.3 0.01	
	さばソテー	さば 塩 こしょう なたね油	40 0.3 0.01 10	
	ケトンミルク	ケトンフォーミュラ（817-B） マクトンゼロパウダー®	14 5	
				3.17
間食	ゼロカロリーコーラ			－
1日合計				2.61
	エネルギー：2,193 kcal，蛋白 60 g，脂質 202 g，炭水化物 32 g			

マクトンオイル®：MCT（中鎖脂肪酸）オイル
マクトンゼロパウダー®：MCT の粉末

F その他の疾患　10 Glut-1欠損症

表3 血中ケトン体濃度（3-OHB）と臨床症状の推移

	4歳	5歳	6歳	7歳	8歳	9歳	10歳	11歳	12歳入院中	12歳退院後
Alb（g/dL）	4.6	4.8	4.5	4.5	4.6	4.7	4.4	4.3	4.7	4.2
TP（g/dL）	6.7	7.0	7.0	7.1	7.1	7.2	7.1	7.1	7.4	7.0
総コレステロール（mg/dL）	185	199	222	235	236	221	213	196	263	195
LDL-コレステロール（mg/dL）						133			178	
中性脂肪（mg/dL）	89	92	73	90	82	144	94	73		98
尿酸（mg/dL）						6.4			6.5	
総ケトン体（μmol/L）	291	1,223	875	847	1,042	1,367	682	395	4,320	2,972
AcAc（μmol/L）	97	322	242	293	356	453	238	137	765	884
3-OHB（μmol/L）	194	901	633	554	686	914	444	258	3,555	2,088
食事のケトン比	1.06	1.28	1.15	1.2	1.5	1.3	1.14	1.44	2.9〜3.0	2.95

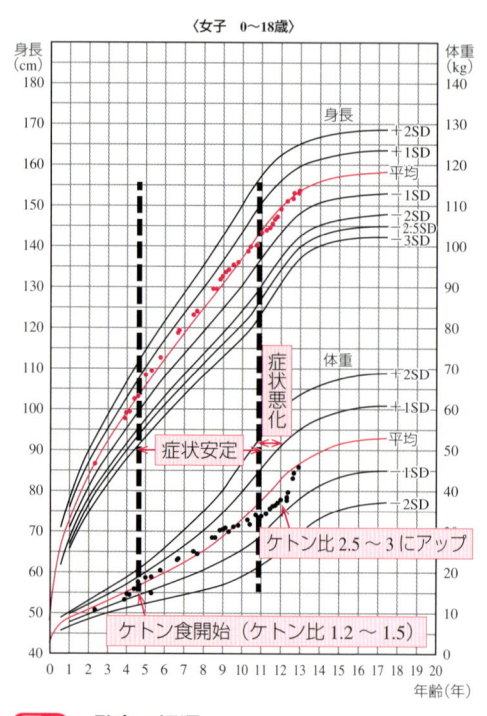

図5 発育の経過
〔平成12年乳幼児身体発育調査報告書（厚生労働省）および平成12年度学校保健調査報告書参照〕

年齢別の対応のポイント

・脳神経系の発達は4〜5歳までに80％が，6歳までに90％が完了する[3]．乳幼児期早期に診断がついた場合は，正常な脳神経系の発達を阻害しないよう，早急に可能な限り高いケトン比（3程度）のケトン食を開始し継続する．

・脳神経系の著しい発達の時期を過ぎ，通常の食習慣や食嗜好が確立する年長になってから診断がなされケトン食を開始する場合は，症状の改善の程度と患者・家族のQOL維持に配慮して，無理のないケトン食の継続方法を検討する．

文　献

1) Woodyatt RT：Objects and method of diet adjustment in diabetes. *Arch Intern Med* **28**：125-141, 1921
2) 柳原恵子, 他：GLUT1欠損症. 藤井達哉, 他（編）, ケトン食の基礎から実践まで～ケトン食に関わるすべての方へ～, 診断と治療社, 91-95, 2011
3) RE Scammon, et al.：The measurement of man. University of Minesota Press, 1930

［柳原恵子, 西本裕紀子］

ケトン食療法のための食品別ケトン比一覧表

ケトン比の低い食品

① 穀類・いも・豆（大豆を除く）

グループ	約0ケトン比 ケトン比	食品名	重量	蛋白	脂質	糖質	約0.05ケトン比 ケトン比	食品名	重量	蛋白	脂質	糖質	約0.1ケトン比 ケトン比	食品名	重量	蛋白	脂質	糖質
パン類													0.09	フランスパン	30	2.8	0.4	16.4
めん類							0.07	うどん（ゆで）	75	2.0	0.3	15.6	0.10	中華めん（蒸し）	40	2.1	0.7	14.6
							0.07	干しうどん（乾）	22	1.9	0.2	15.3	0.10	マカロニ・スパゲッティ（乾）	20	2.6	0.4	13.9
							0.07	干しうどん（ゆで）	65	2.0	0.3	16.3	0.11	沖縄そば（ゆで）	55	2.9	0.4	14.6
							0.07	そうめん・ひやむぎ（乾）	22	2.1	0.3	15.4	0.11	マカロニ・スパゲッティ（ゆで）	55	2.9	0.5	14.8
							0.07	そうめん・ひやむぎ（ゆで）	65	2.3	0.3	16.2						
その他の小麦製品							0.07	小麦粉	20	1.6	0.3	14.7	0.08	しゅうまいの皮	28	2.3	0.4	15.9
													0.09	ぎょうざの皮	28	2.6	0.4	15.3
													0.09	ホットケーキミックス粉	20	1.5	0.8	14.5
米・米製品							0.04	全かゆ（精白米）	115	1.3	0.1	17.9						
							0.04	ごはん（精白米）	50	1.3	0.2	18.4						
							0.04	五分かゆ（精白米）	220	1.1	0.2	17.2						
							0.04	上新粉	20	1.2	0.2	15.6						
							0.05	米（精白米）	22	1.3	0.2	16.9						
							0.05	白玉粉	20	1.3	0.2	15.9						
							0.05	ごはん（はいが精米）	50	1.4	0.3	17.8						
							0.05	赤飯	40	1.6	0.2	16.3						
							0.05	もち	35	1.5	0.3	17.3						
							0.06	ビーフン	20	1.4	0.3	15.8						
							0.06	ごはん（玄米）	50	1.4	0.5	17.1						
							0.06	米（はいが精米）	22	1.4	0.4	16.3						
その他の穀類							0.06	コーンフレーク	20	1.6	0.3	16.2	0.12	そば（ゆで）	60	2.9	0.6	14.4
いも類	0.02	さつまいも	60	0.7	0.1	17.5	0.05	じゃがいも	105	1.7	0.1	17.1	0.08	やまのいも（やまといも）	65	2.9	0.1	16.0
							0.07	さといも	140	2.1	0.1	15.1	0.09	やまのいも（ながいも）	125	2.8	0.4	16.1
							0.07	じねんじょ	65	1.8	0.5	16.1	0.10	さといも（やつがしら）	80	2.4	0.6	14.2
													0.11	やまのいも（いちょういも）	75	3.4	0.4	15.9
でんぷん製品	0.00	かたくり粉	25	0.0	0.0	20.4												
	0.00	はるさめ（乾）	25	0.0	0.1	20.8												
	0.00	くずきり（乾）	22	0.0	0.0	19.1												
	0.01	緑豆はるさめ（乾）	25	0.1	0.1	20.2												
	0.01	コーンスターチ	22	0.0	0.2	19.0												
豆・豆製品（大豆を除く）							0.05	ゆであずき缶詰	35	1.5	0.1	16.0	0.09	うずら豆	35	2.3	0.5	15.3
							0.06	あずき（つぶしあん）	35	2.0	0.2	16.9	0.09	おたふく豆	30	2.4	0.4	13.9
							0.06	うぐいす豆	35	2.0	0.2	16.7						

注）炭水化物は食物繊維を差し引いた糖質量を表記

ケトン比の高い食品

ケトン比と 1 単位＝80 kcal あたりの食品量（g）

ケトン比	食品名	重量	蛋白	脂質	糖質	ケトン比	食品名	重量	蛋白	脂質	糖質	ケトン比	食品名	重量	蛋白	脂質	糖質
	約 0.15 ケトン比						約 0.2 ケトン比						約 0.3 以上ケトン比				
0.13	ぶどうパン	30	2.5	1.1	14.7							0.24	ロールパン	25	2.5	2.3	11.7
0.14	コッペパン	30	2.6	1.1	14.1							0.56	クロワッサン	18	1.4	4.8	7.6
0.16	食パン	30	2.8	1.3	13.3												
0.13	即席中華めん（非油揚げ）	22	2.3	1.1	14.3							0.29	即席中華めん（油揚げ味付け）	18	1.8	3.0	11.0
0.15	即席カップめん（非油揚げ）	25	2.3	1.6	14.8							0.36	即席カップめん（油揚げ）	18	1.9	3.5	9.8
0.13	ピザクラスト	30	2.7	0.9	14.6	0.19	パン粉（乾燥）	20	2.9	1.4	11.9						
0.15	ナン	30	3.1	1.0	13.7	0.22	焼きふ	20	5.7	0.5	10.6						
0.16	イングリッシュマフィン	35	2.8	1.3	13.9												
												0.43	ポップコーン	15	1.5	3.4	7.5
						0.19	あずき（こしあん）	50	4.9	0.3	10.2	0.28	あずき（ゆで）	55	4.9	0.6	6.8
						0.21	あずき（乾）	25	5.1	0.6	10.2	0.63	フライビーンズ	18	4.4	3.7	5.7

F その他の疾患

10 Glut-1欠損症

ケトン比の低い食品

② 果物

グループ	ケトン比	食品名	重量	蛋白	脂質	糖質	ケトン比	食品名	重量	蛋白	脂質	糖質	ケトン比	食品名	重量	蛋白	脂質	糖質
	約0ケトン比						約0.05ケトン比						約0.1ケトン比					
生果物	0.01	りんご	150	0.3	0.2	19.7	0.03	かき	135	0.5	0.3	19.3	0.08	梅干し	240	2.2	0.5	16.6
	0.02	デラウェア	135	0.5	0.1	20.5	0.03	パイン	155	0.9	0.2	18.4	0.12	ゆず(果皮)	135	1.6	0.7	9.9
	0.02	ぶどう(大粒種)	135	0.5	0.1	20.5	0.03	バナナ	95	1.0	0.2	20.3						
	0.02	洋なし	150	0.5	0.2	18.8	0.03	ブルーベリー	165	0.8	0.2	15.8						
	0.02	なし	185	0.6	0.2	19.2	0.03	ライチー	125	1.3	0.1	19.4						
	0.02	かき(渋抜き)	125	0.6	0.1	17.6	0.04	みかん	180	1.3	0.2	20.0						
	0.02	マンゴー	125	0.8	0.1	19.5	0.04	すもも	165	1.2	0.2	17.7						
	0.02	びわ-生	200	0.6	0.2	18.0	0.04	すいか	215	1.3	0.2	19.8						
							0.04	アメリカンチェリー	120	1.4	0.1	18.8						
							0.04	もも	200	1.2	0.2	17.8						
							0.04	さくらんぼ(国産)	135	1.4	0.3	18.9						
							0.04	オレンジ・ネーブル	175	1.6	0.2	18.9						
							0.04	いよかん	175	1.6	0.2	18.7						
							0.05	キウイフルーツ	150	1.5	0.2	16.5						
							0.05	メロン(露地)	190	1.9	0.2	18.8						
							0.05	グレープフルーツ	210	1.9	0.2	18.9						
							0.05	なつみかん	200	1.8	0.2	17.6						
							0.06	メロン(温室)	190	2.1	0.2	18.6						
							0.06	オレンジ・バレンシア	205	2.1	0.2	18.5						
							0.07	いちご	235	2.1	0.2	16.7						
ジャム	0.00	オレンジマーマレード	30	0.1	0.0	18.8												
	0.00	りんごジャム	40	0.1	0.0	20.8												
	0.00	あんずジャム	30	0.1	0.0	19.3												
	0.00	いちごジャム	30	0.1	0.0	18.6												
	0.00	オレンジマーマレード(低糖)	40	0.1	0.0	18.6												
	0.01	あんずジャム(低糖)	40	0.2	0.0	19.7												
	0.01	いちごジャム(低糖)	40	0.2	0.0	18.9												
	0.01	ブルーベリー(ジャム)	45	0.3	0.1	17.8												
缶詰	0.01	なし(缶詰)	105	0.1	0.1	19.3												
	0.01	りんご(缶詰)	95	0.3	0.1	18.7												
	0.01	びわ(缶詰)	100	0.3	0.1	19.2												
	0.01	パイン(缶詰)	95	0.4	0.1	18.8												
	0.01	グレープフルーツ(缶詰)	115	0.6	0.1	19.0												
	0.02	もも(缶詰)	95	0.5	0.1	18.2												
	0.02	もも(黄桃缶詰)	95	0.5	0.1	18.2												
	0.02	みかん(缶詰)	125	0.6	0.1	18.5												
	0.02	さくらんぼ(缶詰)	110	0.7	0.1	18.3												
果汁	0.00	みかん(20%)ジュース	160	0.2	0.0	19.8	0.03	みかん濃縮還元ジュース	210	1.1	0.2	20.8						
	0.00	アセロラ(10%)ジュース	190	0.2	0.0	19.6	0.03	ぶどう濃縮還元ジュース	170	0.5	0.5	20.4						
	0.01	パイン濃縮還元ジュース	195	0.2	0.2	21.6	0.04	オレンジ濃縮還元ジュース	190	1.3	0.2	20.0						
	0.02	もも(30%)ジュース	165	0.3	0.2	18.5	0.05	グレープフルーツ濃縮還元ジュース	230	1.6	0.2	19.8						
	0.02	りんご濃縮還元ジュース	185	0.2	0.4	21.4	0.05	ゆず果汁	380	1.9	0.4	25.1						
							0.05	すだち果汁	400	2.0	0.4	26.0						
							0.04	レモン果汁	310	1.2	0.6	26.7						

ケトン比の高い食品

ケトン比と 1 単位＝80 kcal あたりの食品量（g）

ケトン比	食品名	重量	蛋白	脂質	糖質	ケトン比	食品名	重量	蛋白	脂質	糖質	ケトン比	食品名	重量	蛋白	脂質	糖質
約 0.15 ケトン比							約 0.2 ケトン比						約 0.3 以上ケトン比					
0.13	レモン	150	1.4	1.1	11.4												
0.14	すもも	180	1.1	1.8	14.0												
												2.88	ココナッツミルク	55	1.0	8.8	1.4

F その他の疾患　10　Glut-1欠損症

ケトン比の低い食品

ケトン比	食品名	重量	蛋白	脂質	糖質	ケトン比	食品名	重量	蛋白	脂質	糖質	ケトン比	食品名	重量	蛋白	脂質	糖質
約0ケトン比						約0.05ケトン比						約0.1ケトン比						
干果実																		
0.02	干しぶどう	25	0.7	0.1	19.2	0.03	バナナ(乾)	25	1.0	0.1	17.9						
0.02	プルーン(乾)	35	0.9	0.1	19.3	0.04	いちじく(乾)	28	1.1	0.2	18.3						
						0.04	干しがき	30	0.5	0.5	17.2						
						0.07	あんず(乾)	30	2.8	0.1	18.2						

③魚介・加工品

グループ	ケトン比	食品名	重量	蛋白	脂質	糖質	ケトン比	食品名	重量	蛋白	脂質	糖質	ケトン比	食品名	重量	蛋白	脂質	糖質
	約0.2ケトン比						約0.5ケトン比						約1ケトン比					
缶詰							0.51	味付けまぐろフレーク(缶詰)	60	11.4	1.4	5.9	0.81	あさり(水煮缶)	70	14.2	1.5	1.3
													1.15	さば(みそ煮缶)	35	5.7	4.9	2.3
貝							0.43	とりがい	95	12.3	0.3	6.6						
							0.50	かき	135	8.9	1.9	6.3						
							0.54	あわび	110	14.0	0.3	4.4						
							0.54	ほたてがい(貝柱)	80	14.3	0.1	3.9						
							0.60	はまぐり	210	12.8	1.1	3.8						
							0.63	とこぶし	95	15.2	0.4	2.9						
いか・たこ・えび・かに・その他													0.79	ブラックタイガー	100	18.4	0.3	0.3
													0.80	たらばがに	135	17.6	0.4	0.3
													0.81	大正えび	85	18.4	0.3	0.1
													0.81	あまえび	90	17.8	0.3	0.1
													0.82	毛がに	110	17.4	0.6	0.2
													0.82	いせえび	85	17.8	0.3	0.0
													0.82	くらげ(塩蔵・塩抜き)	365	19.0	0.4	0.0
													0.82	ずわいがに	125	17.4	0.5	0.1
													0.83	たこ(ゆで)	80	17.4	0.6	0.1
													0.83	くるまえび	80	17.3	0.5	0.0
													0.84	やりいか	95	16.7	1.0	0.4
													0.84	まだこ	105	17.2	0.7	0.1
													0.86	いいだこ	115	16.8	0.9	0.1
													0.86	けんさきいか	95	16.6	1.0	0.1
													0.87	するめいか	90	16.3	1.1	0.2
													0.89	生うに	65	10.4	3.1	2.1
													0.90	しゃこ(ゆで)	80	15.4	1.4	0.2
													0.90	あかいか	90	16.1	1.3	0.0
													0.98	ほたるいか(ゆで)	75	13.3	2.2	0.3
													1.16	ほたるいか	95	11.2	3.3	0.2
干物・練り製品・佃煮							0.50	うに・粒うに	45	7.7	2.6	7.0	0.79	みりん干し・まいわし	25	7.9	3.9	4.1
							0.53	いか(くん製)	40	14.1	0.6	5.1	0.84	かつお節	22	16.7	0.7	0.1
							0.64	いかの塩辛	70	10.6	2.4	4.6	0.87	するめ	25	17.3	1.1	0.1
							0.64	うまづらはぎ(味付け開き干し)	28	16.5	0.4	2.9	0.88	しらす干し(微乾燥品)	70	16.2	1.1	0.1
							0.29	うに・練りうに	45	6.1	1.3	10.1	0.88	さくらえび(素干し)	25	16.2	1.0	0.0
							0.28	昆布巻きかまぼこ	95	8.5	0.5	10.5	0.89	しらす干し(半乾燥品)	40	16.2	1.4	0.2
							0.32	はんぺん	85	8.4	0.9	9.7	0.91	かたくちいわし・田作り	25	16.7	1.4	0.1
							0.36	焼き竹輪	65	7.9	1.3	8.8	0.92	かたくちいわし(煮干し)	25	16.1	1.6	0.1
	0.24	なると	100	7.6	0.4	11.6	0.37	かに風味かまぼこ	90	10.9	0.5	8.3	0.93	さんまみりん干し	20	4.8	5.2	4.1
							0.38	蒸しかまぼこ	85	10.2	0.8	8.2	0.94	うるめいわし丸干し	35	15.8	1.8	0.1

ケトン比の高い食品

ケトン比	食品名	重量	蛋白	脂質	糖質	ケトン比	食品名	重量	蛋白	脂質	糖質	ケトン比	食品名	重量	蛋白	脂質	糖質
約 0.15 ケトン比						約 0.2 ケトン比						約 0.3 以上ケトン比				

ケトン比と1単位＝80 kcal 当たりの食品量（g）

ケトン比	食品名	重量	蛋白	脂質	糖質	ケトン比	食品名	重量	蛋白	脂質	糖質	ケトン比	食品名	重量	蛋白	脂質	糖質
約 1.5 ケトン比						約 2.0 ケトン比						約 3.0 以上ケトン比				
1.31	しろさけ（水煮缶）	45	9.5	3.8	0.0	2.21	まぐろフレーク缶・ライト	30	5.3	6.5	0.0	2.44	オイルサーディン	20	4.1	6.1	0.1
1.45	いわし（水煮缶）	45	9.3	4.8	0.0	2.24	まぐろフレーク缶・ホワイト	30	5.6	7.1	0.0						
1.29	ししゃも（生干し）	50	10.5	4.1	0.1	1.97	さんま開き干し	30	5.8	5.7	0.0	2.46	さば開き干し	22	4.1	6.3	0.0
1.29	ほっけ（開き干し）	55	10.0	3.8	0.1												
1.36	あじ開き干し	50	10.1	4.4	0.1												
1.40	イクラ	30	9.8	4.7	0.1												
1.43	塩ざけ	40	9.0	4.4	0.0												
1.52	キャビア（塩蔵）	30	7.9	5.1	0.3												
1.59	うなぎのかば焼	28	6.4	5.9	0.9												
1.65	からふとししゃも（生干し）	45	7.0	5.2	0.2												
1.70	塩さば	28	7.3	5.3	0.0												
1.70	蒸しあなご	40	7.0	5.1	0.0												

F　その他の疾患　10　Glut-1欠損症

ケトン比の低い食品

③グループ

ケトン比	食品名	重量	蛋白	脂質	糖質	ケトン比	食品名	重量	蛋白	脂質	糖質
0.42	さつま揚げ	60	7.5	2.2	8.3	1.08	スモークサーモン	50	12.9	2.8	0.1
0.50	だて巻	40	5.8	3.0	7.0						
0.59	魚肉ソーセージ	50	5.8	3.6	6.3						
0.62	魚肉ハム	50	6.7	3.4	5.6						
0.68	つみれ	70	8.4	3.0	4.6						
0.28	あさり(つくだ煮)	35	7.3	0.8	10.5						
0.19	ふなの甘露煮	30	4.7	1.1	13.3	0.30	いかなご(あめ煮)	30	7.7	1.1	10.7

魚介類

さかな

約0.2ケトン比						約0.5ケトン比						約1ケトン比					
ケトン比	食品名	重量	蛋白	脂質	糖質	ケトン比	食品名	重量	蛋白	脂質	糖質	ケトン比	食品名	重量	蛋白	脂質	糖質
												0.78	あんこう(切り身)	140	18.2	0.3	0.4
												0.79	まぐろ(赤身)	85	18.4	0.1	0.1
												0.80	とらふぐ	95	18.3	0.3	0.2
												0.80	キングクリップ	105	19.1	0.1	0.0
												0.80	まだら	105	18.5	0.2	0.1
												0.82	春かつお	70	18.1	0.4	0.1
												0.82	きす	95	18.2	0.4	0.1
												0.82	きはだまぐろ	75	18.2	0.3	0.1
												0.82	うまづらはぎ	100	18.2	0.3	0.1
												0.82	ふかひれ	25	21.0	0.4	0.1
												0.82	びんながまぐろ	70	18.2	0.5	0.1
												0.84	メルルーサ	105	17.9	0.6	0.0
												0.88	まがれい	85	16.7	1.1	0.1
												0.89	さより	85	16.7	1.1	0.0
												0.90	ホキ	95	16.2	1.2	0.0
												0.90	おひょう	80	15.9	1.4	0.1
												0.91	したびらめ	85	16.3	1.4	0.1
												0.92	いとよりだい	85	15.4	1.4	0.1
												0.95	わかさぎ	105	15.1	1.8	0.1
												0.97	ふな	80	14.6	2.0	0.1
												0.98	しらうお	105	14.3	2.1	0.1
												1.02	あじ	65	13.5	2.3	0.1
												1.03	養殖ひらめ	65	13.8	2.4	0.0
												1.04	しろさけ	60	13.4	2.5	0.1
												1.06	あまだい	70	13.2	2.5	0.0
												1.06	めばる	75	13.6	2.6	0.0
												1.06	かんぱち	60	12.6	2.5	0.1
												1.06	べにざけ	60	13.5	2.7	0.1
												1.07	うるめいわし	60	12.8	2.9	0.2
												1.08	すずき	65	12.9	2.7	0.0
												1.11	秋かつお	50	12.5	3.1	0.1
												1.12	はも	55	12.3	2.9	0.0
												1.20	子持ちがれい	55	10.9	3.4	0.1
												1.21	いかなご	65	11.2	3.6	0.1
												1.23	いさき	65	11.2	3.7	0.1

たまご類・大豆・大豆製品類

約0.5ケトン比						約1ケトン比						約1.5ケトン比					
ケトン比	食品名	重量	蛋白	脂質	糖質	ケトン比	食品名	重量	蛋白	脂質	糖質	ケトン比	食品名	重量	蛋白	脂質	糖質

たまご類

| 0.74 | 卵白(鶏卵) | 170 | 17.9 | 0.0 | 0.7 | 1.20 | たまご豆腐 | 100 | 6.4 | 5.0 | 2.0 | | | | | | |

大豆製品

| 0.38 | 大豆・ぶどう豆 | 28 | 3.9 | 2.6 | 8.6 | 0.94 | 充てん豆腐 | 135 | 6.8 | 4.2 | 3.0 | 1.25 | 木綿豆腐 | 110 | 7.3 | 4.6 | 1.3 |
| 0.67 | 豆乳 | 175 | 6.3 | 3.5 | 5.1 | 0.98 | おから(新製法) | 70 | 4.3 | 2.5 | 1.6 | 1.27 | 湯葉(干し) | 15 | 8.0 | 4.2 | 0.8 |

ケトン比の高い食品

ケトン比と1単位=80 kcal 当たりの食品量 (g)

ケトン比	食品名 (約1.5ケトン比)	重量	蛋白	脂質	糖質	ケトン比	食品名 (約2.0ケトン比)	重量	蛋白	脂質	糖質	ケトン比	食品名 (約3.0以上ケトン比)	重量	蛋白	脂質	糖質
1.29	かます	55	10.4	4.0	0.1	1.77	ぶり	30	6.4	5.3	0.1	2.26	たちうお	30	5.0	6.3	0.0
1.31	あゆ	55	9.8	4.3	0.3	1.88	はまち	30	5.9	5.5	0.1	2.31	さんま	25	4.6	6.2	0.0
1.41	さわら	45	9.0	4.4	0.0	1.96	めざし	30	5.5	5.7	0.2	2.34	くろまぐろ (トロ)	25	5.0	6.9	0.0
1.43	たい	40	8.7	4.3	0.0	2.16	しめさば	25	4.7	6.7	0.4	2.37	みなみまぐろ (トロ)	22	4.5	6.2	0.0
1.44	きんめだい	50	8.9	4.5	0.1							3.47	あんこうのきも	18	1.8	7.5	0.4
1.51	さば	40	8.3	4.8	0.1												
1.59	ぎんざけ	40	7.8	5.1	0.1												
1.61	まながつお	45	7.7	4.9	0.0												

ケトン比と1単位=80 kcal 当たりの食品量 (g)

ケトン比	食品名 (約2ケトン比)	重量	蛋白	脂質	糖質	ケトン比	食品名 (約3ケトン比)	重量	蛋白	脂質	糖質	ケトン比	食品名 (約4ケトン比)	重量	蛋白	脂質	糖質
1.76	全卵(鶏卵)	55	6.8	5.7	0.2	2.90	卵黄(鶏卵)	20	3.3	6.7	0.0						
1.97	全卵(うずら卵)	45	5.7	5.9	0.1												
2.12	うずら卵(水煮缶詰)	45	5.0	6.3	0.3												
2.00	生揚げ	55	5.9	6.2	0.1	2.47	油揚げ	20	3.7	6.6	0.3						
2.12	がんもどき	35	5.4	6.2	0.1												

F その他の疾患　10 Glut-1欠損症

ケトン比の低い食品

③グループ

ケトン比	食品名	重量	蛋白	脂質	糖質	ケトン比	食品名	重量	蛋白	脂質	糖質	ケトン比	食品名	重量	蛋白	脂質	糖質
0.70	調製豆乳	125	4.0	4.5	5.6	1.00	大豆（乾）	20	7.1	3.8	2.2	1.32	大豆（水煮缶詰）	55	7.1	3.7	0.5
						1.01	きな粉	18	6.4	4.2	2.5	1.47	凍り豆腐	15	7.4	5.0	0.6
						1.02	絹ごし豆腐	145	7.1	4.4	2.5	1.56	焼き豆腐	90	7.0	5.1	0.5
						1.04	糸引き納豆	40	6.6	4.0	2.2	1.73	おから（旧来製法）	90	4.3	3.2	0.0
						1.09	ソフト豆腐	135	6.9	4.5	2.2						
						1.20	大豆（ゆで）	45	7.2	4.1	1.2						

肉類

ケトン比	食品名	重量	蛋白	脂質	糖質	ケトン比	食品名	重量	蛋白	脂質	糖質	ケトン比	食品名	重量	蛋白	脂質	糖質
約0.5ケトン比						約1ケトン比						約1.5ケトン比						

牛肉

ケトン比	食品名	重量	蛋白	脂質	糖質	ケトン比	食品名	重量	蛋白	脂質	糖質	ケトン比	食品名	重量	蛋白	脂質	糖質
0.60	牛（味付け缶詰）	50	9.6	2.2	5.0	0.80	牛レバー	60	11.8	2.2	2.2	1.31	牛かた（輸入）	50	9.8	3.9	0.1
						0.95	牛ランプ赤身（輸入）	65	14.0	2.0	0.3	1.31	牛リブロース（輸入）	45	9.5	4.0	0.2
						1.03	牛サーロイン赤身（輸入）	60	13.2	2.6	0.3	1.38	牛もも	45	9.2	4.5	0.2
						1.03	牛スジ（ゆで）	50	14.2	2.5	0.0	1.38	牛心臓	55	9.1	4.2	0.1
						1.03	牛もも赤身（輸入）	55	12.4	2.5	0.3	1.40	ローストビーフ	40	8.7	4.7	0.4
						1.07	牛もも赤身	55	12.0	2.7	0.2	1.44	コンビーフ缶	40	7.9	5.2	0.7
						1.09	牛ヒレ赤身（輸入）	60	12.3	2.9	0.2	1.46	牛ランプ（輸入）	40	7.9	4.4	0.2
						1.11	牛ランプ赤身	50	11.0	3.1	0.4	1.61	牛ランプ	35	6.9	4.9	0.2
												1.71	牛ミンチ	35	6.7	5.3	0.2

豚肉

ケトン比	食品名	重量	蛋白	脂質	糖質	ケトン比	食品名	重量	蛋白	脂質	糖質
0.84	プレスハム	70	10.8	3.2	2.7	1.36	ショルダーベーコン	45	7.7	5.4	1.1
0.85	豚レバー	65	13.3	2.2	1.6	1.39	豚かた	45	8.9	4.2	0.1
0.94	ボンレスハム	70	13.1	2.8	1.3	1.49	豚ロース	40	8.4	4.8	0.1
0.95	焼き豚	45	8.7	3.7	2.3	1.64	ロースハム	40	6.6	5.6	0.5
1.00	豚もも赤身	65	14.4	2.3	0.1	1.75	フランクフルトソーセージ	25	3.2	6.2	1.6
1.03	豚かた赤身	65	13.6	2.5	0.1						
1.15	豚もも	55	11.8	3.3	0.1						

とり肉

ケトン比	食品名	重量	蛋白	脂質	糖質	ケトン比	食品名	重量	蛋白	脂質	糖質
0.84	若鶏ささみ	75	17.3	0.6	0.0	1.32	鶏ミンチ	50	10.5	4.2	0.0
0.89	若鶏むね（皮なし）	75	16.7	1.1	0.0						
0.97	鶏レバー	70	13.2	2.2	0.4						
1.08	若鶏もも（皮なし）	70	13.2	2.7	0.0						

その他の肉

ケトン比	食品名	重量	蛋白	脂質	糖質
0.81	くじら赤身	75	18.1	0.3	0.2

④乳・乳製品類

ケトン比	食品名	重量	蛋白	脂質	糖質	ケトン比	食品名	重量	蛋白	脂質	糖質	ケトン比	食品名	重量	蛋白	脂質	糖質
約0ケトン比						約0.05ケトン比						約0.1ケトン比						
0.01	乳酸菌飲料（非乳製品）	140	0.6	0.0	19.6	0.03	乳酸菌飲料（乳製品）	115	1.3	0.1	18.9	0.12	ラクトアイス（低脂肪）	75	1.4	1.5	15.5
						0.07	フルーツ乳飲料	175	2.1	0.4	17.3						

ケトン比の高い食品

ケトン比と1単位＝80kcal 当たりの食品量（g）

ケトン比	食品名	重量	蛋白	脂質	糖質	ケトン比	食品名	重量	蛋白	脂質	糖質	ケトン比	食品名	重量	蛋白	脂質	糖質
	約2ケトン比						約3ケトン比						約4ケトン比				
1.76	牛かた	35	6.3	5.2	0.1	3.02	リブロース	20	3.0	6.7	0.0	3.67	サーロイン霜降り（和牛）	18	2.3	7.7	0.1
1.80	牛サーロイン（輸入）	35	6.7	5.8	0.1	3.06	牛ばら（輸入）	20	2.9	6.6	0.0	3.77	牛ばら	18	2.3	7.7	0.0
1.85	和牛・もも・脂身つき-生	35	6.6	6.1	0.2												
1.90	輸入牛・リブロース・皮下脂肪なし-生	30	5.7	5.4	0.1												
2.39	牛タン	30	4.6	6.5	0.0												
2.46	かたロース	25	4.1	6.3	0.1												
1.80	豚ミンチ	35	6.5	5.3	0.0	3.19	豚ばら	20	2.8	6.9	0.0	3.52	ベーコン	20	2.6	7.8	0.1
1.83	豚足（ゆで）	35	7.0	5.9	0.0												
1.88	豚かたロース	35	6.2	5.6	0.0												
2.02	ショルダーハム	35	5.6	6.4	0.2												
2.35	ウインナー	25	3.3	7.1	0.8												
2.38	ドライソーセージ	15	3.8	6.5	0.3												
1.86	若鶏もも（皮つき）	40	6.5	5.6	0.0								2.90	あいがも（皮つき）	25	3.6	7.3	0.0
2.07	鶏心臓	40	5.8	6.2	0.0								4.31	フォアグラ（ゆで）	15	1.2	7.5	0.2
1.93	マトンロース	35	6.3	6.0	0.0	1.98	いのしし	30	5.6	5.9	0.2						
1.87	ラムロース	35	6.3	5.6	0.0												

ケトン比と1単位＝80kcal 当たりの食品量（g）

ケトン比	食品名	重量	蛋白	脂質	糖質	ケトン比	食品名	重量	蛋白	脂質	糖質	ケトン比	食品名	重量	蛋白	脂質	糖質
	約0.15ケトン比						約0.2ケトン比						約0.3ケトン比				
0.13	飲むヨーグルト	125	3.6	0.6	15.3	0.18	加糖練乳	25	2.0	2.1	14.1	0.25	脱脂乳	240	8.2	0.2	11.3
0.15	ヨーグルト（脱脂加糖）	120	5.2	0.2	14.3	0.23	スキムミルク	20	6.8	0.2	10.7						
												0.28	アイスミルク	50	1.7	3.2	12.0
												0.30	ソフトクリーム	55	2.1	3.1	11.1
												0.32	コーヒー乳飲料	145	3.2	2.9	10.4
												0.34	低脂肪乳	175	6.7	1.8	9.6
												0.34	アイスクリーム（普通脂肪）	45	1.8	3.6	10.4

F その他の疾患 10 Glut-1欠損症

ケトン比の低い食品

④ 乳・乳製品類（つづき）

グループ	ケトン比	食品名	重量	蛋白	脂質	糖質	ケトン比	食品名	重量	蛋白	脂質	糖質	ケトン比	食品名	重量	蛋白	脂質	糖質
	約0.4ケトン比						約0.5ケトン比						約1.5ケトン比					
	0.42	コーヒーホワイトナー（粉末）	15	1.2	4.1	9.0	0.45	人乳	125	1.4	4.4	9.0	1.36	ホイップクリーム（植物性脂肪）	20	1.2	6.8	3.6
							0.45	調製粉乳	15	1.9	4.0	8.4	1.46	ホイップクリーム（乳脂肪・植物性脂肪）	20	0.8	7.2	3.5
							0.48	アイスクリーム（高脂肪）	40	1.4	4.8	9.0	1.57	パルメザンチーズ	18	7.9	5.5	0.3
							0.54	ラクトアイス（普通脂肪）	35	1.1	4.8	7.8	1.57	ホイップクリーム（乳脂肪）	20	0.3	7.7	3.5
							0.60	無糖ヨーグルト	130	4.7	3.9	6.4						
							0.61	コーヒーホワイトナー（粉末）植物性	15	0.4	5.7	8.0						
							0.64	無糖練乳	55	3.7	4.3	6.2						
							0.70	牛乳	120	4.0	4.6	5.8						

⑤ あぶら

グループ	ケトン比	食品名	重量	蛋白	脂質	糖質	ケトン比	食品名	重量	蛋白	脂質	糖質	ケトン比	食品名	重量	蛋白	脂質	糖質
	約2.0ケトン比						約2.5ケトン比											
	2.16	MCTパウダー	10	0.0	7.5	2.0	2.59	マクトンパウダー	10	0.0	7.9	2.0						

⑤ 種実類

グループ	ケトン比	食品名	重量	蛋白	脂質	糖質	ケトン比	食品名	重量	蛋白	脂質	糖質	ケトン比	食品名	重量	蛋白	脂質	糖質
	約0ケトン比						約0.05ケトン比						約0.1ケトン比					
	0.02	くり甘露煮	35	0.6	0.1	18.9	0.05	くり	50	1.4	0.3	16.4	0.09	ぎんなん（ゆで）	50	2.1	0.7	16.2
							0.07	甘ぐり	35	1.7	0.3	14.0						

⑤ 種実類（つづき）

グループ	ケトン比	食品名	重量	蛋白	脂質	糖質	ケトン比	食品名	重量	蛋白	脂質	糖質	ケトン比	食品名	重量	蛋白	脂質	糖質

ケトン比の高い食品

ケトン比と1単位=80kcal当たりの食品量（g）

ケトン比	食品名	重量	蛋白	脂質	糖質	ケトン比	食品名	重量	蛋白	脂質	糖質	ケトン比	食品名	重量	蛋白	脂質	糖質
約2.0ケトン比						約3.0ケトン比						約4.0ケトン比					
1.82	コーヒーホワイトナー（液状）乳脂肪	40	2.1	7.3	2.2	2.92	ケトンフォーミュラー	11	1.6	7.7	0.9	4.09	クリーム（乳脂肪・植物性脂肪）	20	0.9	8.4	0.6
1.98	プロセスチーズ	25	5.7	6.5	0.3	3.23	クリームチーズ	22	1.8	7.3	0.5	4.73	クリーム（乳脂肪）	18	0.4	8.1	0.6
2.15	カマンベールチーズ	25	4.8	6.2	0.2	3.57	クリーム（植物性脂肪）	20	1.4	7.8	0.6						
2.46	チーズスプレッド	25	4.0	6.4	0.2	3.59	コーヒーホワイトナー（液状）植物性脂肪	32	1.4	7.9	0.6						

ケトン比と1単位=80kcal当たりの食品量（g）

ケトン比	食品名	重量	蛋白	脂質	糖質	ケトン比	食品名	重量	蛋白	脂質	糖質	ケトン比	食品名	重量	蛋白	脂質	糖質
						約8.0ケトン比						約9.0ケトン比					
						7.68	ソフトマーガリン	10	0.0	8.2	0.1	8.52	無塩バター	10	0.1	8.3	0.0
						8.46	有塩バター	10	0.1	8.1	0.0	8.91	牛脂	8	0.0	8.0	0.0
												9.00	オリーブ油	8	0.0	8.0	0.0
												9.00	ごま油	8	0.0	8.0	0.0
												9.00	調合油	8	0.0	8.0	0.0
												9.00	大豆油	8	0.0	8.0	0.0
												9.00	なたね油	8	0.0	8.0	0.0
												9.00	パーム油	8	0.0	8.0	0.0
												9.00	ラード	8	0.0	8.0	0.0
												9.00	ショートニング	8	0.0	8.0	0.0
												9.00	マクトンオイル	9	0.0	9.0	0.0

ケトン比と1単位=80kcal当たりの食品量（g）

ケトン比	食品名	重量	蛋白	脂質	糖質	ケトン比	食品名	重量	蛋白	脂質	糖質	ケトン比	食品名	重量	蛋白	脂質	糖質
						約1.5ケトン比						約2.0ケトン比					
						1.43	カシューナッツ-フライ（味付け）	15	3.0	7.1	3.0	1.85	バターピーナッツ	15	3.8	7.7	1.7
						1.68	ピーナッツバター	12	3.0	6.1	1.7	2.03	えごま（乾）	15	2.7	6.5	1.3
						1.76	落花生（乾）	15	3.8	7.1	1.7	2.12	アーモンド-フライ（味付け）	12	2.3	6.4	1.2
												2.25	アーモンド（乾）	12	2.2	6.5	1.1
												2.30	ごま（乾）	15	3.0	7.8	1.1
												2.33	かぼちゃ種（味付け）	15	4.0	7.8	0.7

ケトン比と1単位=80kcal当たりの食品量（g）

ケトン比	食品名	重量	蛋白	脂質	糖質	ケトン比	食品名	重量	蛋白	脂質	糖質	ケトン比	食品名	重量	蛋白	脂質	糖質
						約3.0ケトン比						約4.0ケトン比					
						2.52	いりごま	12	2.4	6.5	0.7	3.51	くるみ（いり）	12	1.8	8.3	0.5
						3.15	ココナッツパウダー	12	0.7	7.9	1.2	3.85	ブラジルナッツ-フライ（味付け）	12	1.8	8.3	0.3
						3.22	ヘーゼルナッツ-フライ（味付け）	12	1.6	8.3	0.8	3.94	マカダミアナッツ（味付け）	10	0.8	7.7	0.6

F その他の疾患　10 Glut-1欠損症

ケトン比の低い食品

⑥ やさい類

グループ	ケトン比	食品名	重量	蛋白	脂質	糖質	ケトン比	食品名	重量	蛋白	脂質	糖質	ケトン比	食品名	重量	蛋白	脂質	糖質
	約0ケトン比						約0.05ケトン比						約0.1ケトン比					
	0.01	きゅうりピクルス（スイート型）	120	0.4	0.1	19.9	0.03	しょうが甘酢漬	155	0.3	0.5	16.3	0.09	ごぼう	125	2.3	0.1	12.1
	0.02	らっきょう甘酢漬	70	0.5	0.1	18.1	0.04	大根べったら漬	140	1.3	0.1	17.1	0.09	大根	445	1.8	0.4	12.5
							0.04	大根福神漬	60	1.6	0.1	17.6	0.09	日本かぼちゃ	165	2.6	0.2	13.4
							0.05	にんじん	215	1.3	0.2	14.0	0.09	ミニトマト	275	3.0	0.3	16.0
							0.05	にんじんジュース（缶詰）	285	1.7	0.3	18.5	0.09	黄ピーマン	295	2.4	0.6	15.6
							0.06	白ねぎ	285	1.4	0.3	14.3	0.09	ホールコーン（缶詰）	100	2.3	0.5	14.5
							0.06	切り干し大根	30	1.7	0.2	14.0	0.10	ミニキャロット	250	1.8	0.5	12.0
							0.06	西洋かぼちゃ	90	1.7	0.3	15.4	0.10	かぶ	380	2.3	0.4	12.9
							0.07	れんこん	120	2.3	0.1	16.2	0.10	トマト	420	2.9	0.4	15.5
							0.07	クリームコーン（缶詰）	95	1.6	0.5	16.0	0.10	赤ピーマン	265	2.7	0.5	14.8
							0.07	トマトミックスジュース	470	2.8	0.0	16.9	0.11	くわい	65	4.1	0.1	15.7
							0.07	たまねぎ	215	2.2	0.2	15.5	0.11	ビート	195	3.1	0.2	12.9
							0.07	ゆりね	65	2.5	0.1	14.9	0.11	トマトジュース	470	3.3	0.5	15.5
													0.11	とうがん	500	2.5	0.5	12.5
													0.12	大根ぬかみそ漬	265	3.4	0.3	13.0

⑥ やさい類（つづき）

グループ	ケトン比	食品名	重量	蛋白	脂質	糖質	ケトン比	食品名	重量	蛋白	脂質	糖質	ケトン比	食品名	重量	蛋白	脂質	糖質

ケトン比の高い食品

ケトン比と1単位＝80 kcalあたりの食品量（g）

ケトン比	食品名	重量	蛋白	脂質	糖質	ケトン比	食品名	重量	蛋白	脂質	糖質	ケトン比	食品名	重量	蛋白	脂質	糖質
約 0.15 ケトン比						約 0.2 ケトン比						約 0.25 ケトン比					
0.13	わけぎ	265	4.2	0.0	12.2	0.18	青ピーマン-生	365	3.3	0.7	10.2	0.23	はくさいキムチ	175	4.9	0.5	9.1
0.14	グリーンピース（水煮缶詰）	80	2.9	0.3	10.2	0.18	かぶ塩漬	350	3.5	0.7	10.5	0.24	なすしば漬	265	3.7	0.5	6.9
0.14	しょうが	265	2.4	0.8	11.9	0.18	レタス	665	4.0	0.7	11.3	0.24	セロリー	535	5.4	0.5	9.1
0.14	茎にんにく（花茎）	180	3.4	0.5	12.2	0.18	きゅうり塩漬	500	5.0	0.5	12.0	0.24	さやいんげん	350	6.3	0.4	9.5
0.15	金時にんじん	180	3.2	0.5	11.0	0.19	キャベツ	350	4.6	0.7	11.9	0.25	ふきのとう	185	4.6	0.2	6.7
0.16	スナップえんどう	185	5.4	0.2	13.7	0.19	しろうり	535	4.8	0.5	11.2	0.25	のざわな	500	4.5	0.5	7.5
0.16	わさび	90	5.0	0.2	12.6	0.19	青ねぎ	260	3.9	0.8	10.7	0.25	さやえんどう	220	6.8	0.4	9.9
0.16	にんにく	60	3.6	0.8	12.4	0.19	はくさい	570	4.6	0.6	10.8	0.26	切りみつば	445	4.5	0.4	6.7
0.16	トマト（ホール缶詰）	400	3.6	0.8	12.4	0.19	ラディッシュ	535	4.3	0.5	10.2	0.27	ヤングコーン	275	6.3	0.6	9.1
0.16	かぶぬかみそ漬	285	4.3	0.3	11.1	0.20	なすぬかみそ漬	295	5.0	0.3	10.0	0.27	そらまめ	75	8.2	0.2	9.7
0.17	なす	365	4.0	0.4	10.6	0.20	スイートコーン	85	3.1	1.4	11.7						
						0.20	ひのな	420	4.2	0.0	7.1						
						0.21	グリーンボール	400	5.6	0.4	10.8						
						0.22	グリーンピース（冷凍）	80	4.5	0.6	9.0						
						0.22	きゅうり	570	5.7	0.6	10.8						
						0.22	なす塩漬	350	4.9	0.4	8.8						

ケトン比と1単位＝80 kcalあたりの食品量（g）

ケトン比	食品名	重量	蛋白	脂質	糖質	ケトン比	食品名	重量	蛋白	脂質	糖質	ケトン比	食品名	重量	蛋白	脂質	糖質
						約 0.5 ケトン比						約 1.0 ケトン比					
						0.28	のざわな塩漬	445	5.3	0.4	7.1	0.73	ブロッコリー	240	10.3	1.2	1.9
						0.28	みずな塩漬	295	5.9	0.3	7.1	0.74	すぐきな（すぐき漬）	235	6.1	1.6	2.1
						0.29	にがうり	470	4.7	0.5	6.1	0.76	しそ	215	8.4	0.2	0.4
						0.30	アスパラガス（水煮缶詰）	365	8.8	0.4	9.5	0.82	モロヘイヤ	210	10.1	1.1	0.8
						0.30	はくさい塩漬	500	7.0	0.5	8.0	0.83	つくし	210	7.4	0.2	0.0
						0.30	ズッキーニ	570	7.4	0.6	8.6	0.85	ほうれんそう	400	8.8	1.6	1.2
						0.32	チンゲンサイ	890	5.3	0.9	7.1	0.85	ザーサイ-漬物	350	8.8	0.4	0.0
						0.32	かぶの葉ぬかみそ漬	235	7.8	0.2	7.3	0.86	クレソン	535	11.2	0.5	0.0
						0.33	かぶの葉塩漬	275	6.3	0.6	6.6	0.98	えだまめ	60	7.0	3.7	2.3
						0.33	リーフレタス	500	7.0	0.5	7.0	1.20	バジル	335	6.7	2.0	0.0
						0.33	たくあん漬（干し大根）	295	5.6	0.3	5.3	1.25	たけのこ（しなちく）	420	4.2	2.1	0.4
						0.34	干しぜんまい（ゆで）	275	4.7	0.3	4.4	1.33	大豆もやし	215	8.0	3.2	0.0
						0.35	めキャベツ	160	9.1	0.2	7.0						
						0.35	ししとうがらし	295	5.6	0.9	6.2						
						0.36	みずな塩漬	350	7.7	0.4	6.3						
						0.36	カリフラワー	295	8.9	0.3	6.8						
						0.36	たかな	380	6.8	0.6	6.5						
						0.37	ブラックマッペもやし	535	10.7	0.4	7.0						
						0.38	アスパラガス	365	9.5	0.7	7.7						

F その他の疾患

10 Glut-1欠損症

ケトン比の低い食品

⑥グループ

海藻類

ケトン比	食品名	重量	蛋白	脂質	糖質	ケトン比	食品名	重量	蛋白	脂質	糖質	ケトン比	食品名	重量	蛋白	脂質	糖質
約0.2ケトン比						約0.3ケトン比						約0.4ケトン比					
0.12	こんぶつくだ煮	10	0.6	0.1	3.4	**0.31**	あおのり（素干し）	0.5	0.1	0.0	0.3	**0.39**	赤とさかのり（塩抜き）	10	0.2	0.0	0.5
0.15	削り昆布	5	0.3	0.0	2.5	**0.32**	干しひじき	10	1.1	0.1	5.6	**0.42**	あおさ（素干し）	3	0.7	0.0	1.3
0.24	塩昆布	10	1.7	0.0	3.7	**0.34**	生わかめ	10	0.2	0.0	0.6	**0.44**	青とさかのり（塩蔵-塩抜き）	10	0.1	0.0	0.5

ケトン比の高い食品

ケトン比	食品名	重量	蛋白	脂質	糖質
0.38	りょくとうもやし	570	9.7	0.6	7.4
0.38	サニーレタス	500	6.0	1.0	6.0
0.40	おおさかしろな塩漬	365	4.7	1.1	5.1
0.40	オクラ	265	5.6	0.5	4.2
0.42	ケール	285	6.0	1.1	5.4
0.42	たけのこ（ゆで）	265	9.3	0.5	5.8
0.43	大根の葉	320	7.0	0.3	4.2
0.43	たけのこ（水煮缶詰）	350	9.5	0.7	6.0
0.45	にら	380	6.5	1.1	4.9
0.46	あさつき	240	10.1	0.7	5.5
0.49	かぶの葉	400	9.2	0.4	4.0
0.50	なずな	220	9.5	0.2	3.5
0.51	たけのこ	310	11.2	0.6	4.7
0.51	せり	470	9.4	0.5	3.8
0.53	なのはな	240	10.6	0.5	3.8
0.53	かいわれ大根	380	8.0	1.9	5.3
0.54	アルファルファもやし	665	10.6	0.7	4.0
0.56	とうがらし	85	3.3	2.9	5.1
0.63	こまつな	570	8.6	1.1	2.9
0.64	しゅんぎく	365	8.4	1.1	2.6
0.64	パセリ	180	6.7	1.3	2.5
0.66	わらび	380	9.1	0.4	1.5
0.67	おおさかしろな	615	8.6	1.2	2.5
0.67	よもぎ	175	9.1	0.5	1.6
0.68	サラダ菜	570	9.7	1.1	2.3

ケトン比と1単位＝80 kcalあたりの食品量（g）

ケトン比	食品名	重量	蛋白	脂質	糖質	ケトン比	食品名	重量	蛋白	脂質	糖質
0.27	えのきたけ	365	9.9	0.7	13.5	0.83	マッシュルーム(水煮缶詰)	570	19.4	1.1	0.6
0.30	きくらげ（乾）	50	4.0	1.1	6.9	0.89	マッシュルーム	730	21.2	2.2	0.7
0.31	まつたけ	350	7.0	2.1	12.3	1.05	まいたけ	500	18.5	3.5	0.0
0.33	なめこ	535	9.1	1.1	10.2						
0.36	乾ししいたけ（乾）	45	8.7	1.7	10.1						
0.40	エリンギ	335	12.1	1.7	10.4						
0.43	なめこ（水煮缶詰）	890	8.9	0.9	6.2						
0.53	ほんしめじ	570	12.0	1.7	6.3						
0.55	生しいたけ	445	13.4	1.8	6.2						
0.61	ぶなしめじ	445	12.0	2.7	5.8						

ケトン比と1単位＝80 kcalあたりの食品量（g）

約0.5 ケトン比						約0.7 ケトン比						約1.0〜ケトン比					
ケトン比	食品名	重量	蛋白	脂質	糖質	ケトン比	食品名	重量	蛋白	脂質	糖質	ケトン比	食品名	重量	蛋白	脂質	糖質
0.46	乾燥わかめ（素干し）	3	0.4	0.0	1.2	0.68	焼きのり	2	0.8	0.1	0.9	1.01	塩蔵わかめ（湯通し塩抜き）	5	0.1	0.0	0.2
0.54	味付けのり	2	0.8	0.1	0.8	0.70	カットわかめ	3	0.5	0.1	1.3	1.44	もずく（塩抜き）	10	0.0	0.0	0.1
						0.72	いわのり（素干し）	5	1.7	0	2	1.64	めかぶわかめ	5	0.0	0.0	0.2
						0.73	くきわかめ（湯通し-塩抜き）	5	0.1	0.0	0.3	-	かんてん	1	0.0	0.0	0.0
						0.79	ところてん	100	0.2	0	0.6						

F その他の疾患　10　Glut-1欠損症

ケトン比の低い食品

⑦ 調味料

グループ	ケトン比	食品名	スプーン	重量	蛋白	脂質	糖質	ケトン比	食品名	スプーン	重量	蛋白	脂質	糖質	ケトン比	食品名	スプーン	重量	蛋白	脂質	糖質
	約0ケトン比							約0.05ケトン比							約0.1ケトン比						
	0.01	黒砂糖	小1	3	0.1	0.0	2.7	0.03	トマトケチャップ	大1	15	0.3	0.0	4.1	0.09	和風ドレッシング	大1	15	0.5	0.0	2.4
	0.00	上白糖	小1	3	0.0	0.0	3.0	0.04	チリソース	大1	15	0.3	0.0	3.9	0.09	めんつゆ（三倍濃厚）	大1	18	0.8	0.0	3.6
	0.00	三温糖	小1	3	0.0	0.0	3.0	0.04	ベーキングパウダー	小1	4	0.0	0.0	1.2	0.09	トマトペースト	大1	15	0.6	0.0	3.3
	0.00	グラニュー糖	小1	3	0.0	0.0	3.0	0.05	昆布だし	1/2カップ	100	0.1	0.0	0.9	0.10	しょうが（おろし）	小1	4	0.0	0.0	0.3
	0.00	角砂糖	小1	3	0.0	0.0	3.0	0.05	しいたけだし	1/2カップ	100	0.1	0.0	0.9	0.10	オールスパイス（粉）	小1	3	0.2	0.2	2.3
	0.00	氷砂糖	小1	3	0.0	0.0	3.0	0.06	オニオンパウダー	小1	3	0.3	0.0	2.4	0.10	めんつゆ（ストレート）	大1	15	0.3	0.0	1.3
	0.00	コーヒーシュガー	小1	3	0.0	0.0	3.0	0.07	にんにく（おろし）	小1	4	0.2	0.0	1.5	0.10	トマトピューレー	大1	15	0.3	0.0	1.5
	0.00	粉糖	小1	3	0.0	0.0	3.0								0.12	ガーリックパウダー	小1	3	0.6	0.0	2.2
	0.00	粉あめ	小1	3	0.0	0.0	2.9														
	0.00	水あめ	小1	7	0.0	0.0	2.6														
	0.00	はちみつ	小1	7	0.0	0.0	2.4														
	0.00	メープルシロップ	小1	7	0.0	0.0	2.0														
	0.00	ぶどう糖	小1	3	0.0	0.0	2.7														
	0.00	みりん風調味料	大1	18	0.0	0.0	9.9														
	0.01	米酢	大1	15	0.0	0.0	1.1														
	0.02	ウスターソース（中濃）	大1	18	0.1	0.0	5.5														
	0.02	ウスターソース（濃厚）	大1	18	0.2	0.0	5.6														
	0.02	穀物酢	大1	15	0.0	0.0	0.4														
	0.02	ウスターソース	大1	18	0.2	0.0	4.8														

ケトン比の高い食品

ケトン比と 1 単位＝80 kcal あたりの食品量（g）

ケトン比	食品名	スプーン	重量	蛋白	脂質	糖質	ケトン比	食品名	スプーン	重量	蛋白	脂質	糖質	ケトン比	食品名	スプーン	重量	蛋白	脂質	糖質
	約 0.15 ケトン比							約 0.2 ケトン比							約 0.3 以上ケトン比					
0.13	トマトソース	大1	15	0.3	0.0	1.3	0.19	米みそ・甘みそ	大1	18	1.7	0.5	6.8	0.28	麦みそ	大1	18	1.7	0.8	5.4
0.14	さんしょう（粉）	小1	3	0.3	0.2	2.1	0.21	チリパウダー	小1	3	0.5	0.2	1.8	0.29	かつお・昆布だし	1/2カップ	100	0.3	0.0	0.3
0.14	白こしょう	小1	2	0.2	0.1	1.4	0.21	さいしこみしょうゆ	小1	6	0.6	0.0	1.0	0.30	酒かす	大1	15	2.2	0.2	3.6
0.14	チリペッパーソース	大1	15	0.1	0.1	0.8	0.21	とうがらし・粉	小1	2	0.3	0.2	1.3	0.35	即席みそ（粉末タイプ）	大1	18	3.6	1.7	8.0
0.14	こしょう	小1	2	0.2	0.1	1.4	0.24	うすくちしょうゆ	小1	6	0.3	0.0	0.5	0.35	ねりからし	小1	3	0.2	0.4	1.2
0.14	黒こしょう	小1	2	0.2	0.1	1.3	0.24	たまりしょうゆ	小1	6	0.7	0.0	1.0	0.38	即席みそ（ペーストタイプ）	大1	15	1.2	0.6	2.4
0.15	固形コンソメ	小1	3	0.2	0.1	1.3	0.24	こいくちしょうゆ	小1	6	0.5	0.0	0.6	0.44	からし粉	小1	2	0.7	0.3	0.9
0.17	オイスターソース	小1	5	0.4	0.0	0.9	0.25	ねりわさび	小1	3	0.1	0.5	1.2	0.44	米みそ・赤色辛みそ	大1	18	2.4	1.0	3.8
							0.25	顆粒風味調味料	小1	4	1.0	0.0	1.2	0.45	米みそ・淡色辛みそ	大1	18	2.3	1.1	3.9
														0.48	カレー粉	小1	2	0.3	0.2	1.3
														0.49	ミートソース	-	100	3.8	5.0	10.1
														0.56	マーボー豆腐の素	-	100	4.2	6.3	10.4
														0.57	洋風だし	1/2カップ	100	1.3	0.0	0.3
														0.60	トウバンジャン	小1	6	0.1	0.1	0.5
														0.63	ハヤシルウ	大1	15	0.9	5.0	7.1
														0.68	ナツメグ・粉	小1	2	0.1	0.8	1.0
														0.69	練りマスタード	小1	3	0.1	0.3	0.4
														0.70	カレールウ	大1	15	1.0	5.1	6.7
														0.79	中華だし	1/2カップ	100	0.8	0.0	0.0
														0.91	豆みそ	大1	18	3.1	1.9	2.6
														0.96	粒入りマスタード	小1	2	0.2	0.3	0.3
														1.04	鳥がらだし	1/2カップ	100	1.1	0.2	0.0
														1.07	かつおだし	1/2カップ	100	0.5	0.1	0.0
														2.00	煮干しだし	1/2カップ	100	0.5	0.1	0.0
														2.77	サウザンアイランドドレッシング	大1	15	0.2	6.2	1.4
														3.72	フレンチドレッシング	大1	15	0.0	6.3	0.0
														5.31	マヨネーズ（全卵型）	大1	15	0.2	11.3	0.7
														6.29	マヨネーズ（卵黄型）	大1	15	0.4	10.8	0.3
														8.95	ラー油	小1	4	0.0	4.0	0.0

F　その他の疾患

10　Glut-1 欠損症

F その他の疾患

11 Wilson病

- ◆ Wilson病は常染色体劣性遺伝形式をとる先天性銅代謝異常症である．13番染色体長腕13q14.3にある*ATP7B*遺伝子の異常により銅移送が障害される．
- ◆ 肝臓からの銅の排泄障害のため，肝臓をはじめ大脳基底部，角膜，腎臓などに銅が過剰に蓄積し，種々の臓器障害を呈する．肝硬変から肝不全に至り肝移植を要する場合もある．
- ◆ 臨床症状：肝障害，中枢神経症状およびKayser-Fleischer（K-F）角膜輪を三主徴とする．
- ◆ 日本における発症頻度：3万5,000〜4万5,000人に1人と推定されている[1]．発症年齢は3〜50歳代と幅広く分布しているが，日本での発症のピークは10〜11歳頃である[1]．
- ◆ 診断基準：① 肝銅含量≧200 μg/g wet tissue，または≧250 μg/g dry tissue，② 血清セルロプラスミン≦20 mg/dL，③ 尿中銅排泄量≧100 μg/日（1.5 μg/kg/日，あるいは0.2 μg/mg クレアチニン）．①〜③のうち，①を満たすか2つ以上で確定．

治療・管理の方針

治療は薬物療法と食事療法がある．銅排泄を促進させる銅キレート薬にはD-ペニシラミン（メタルカプターゼ）あるいは塩酸トリエンチン（メタライト），および銅吸収阻害を行う亜鉛薬（ノベルジン）の単独または併用で用いる薬物療法と，銅摂取を制限する低銅食の食事療法である[2]．亜鉛製剤[3,4]を内服しているときは，銅キレート薬のみで治療を行っているときほど厳密な銅の摂取制限は必要ないが，穀類，豆類など銅含有量の多い食材を常食する日本においては適切な低銅食の指導は重要となる[5]．

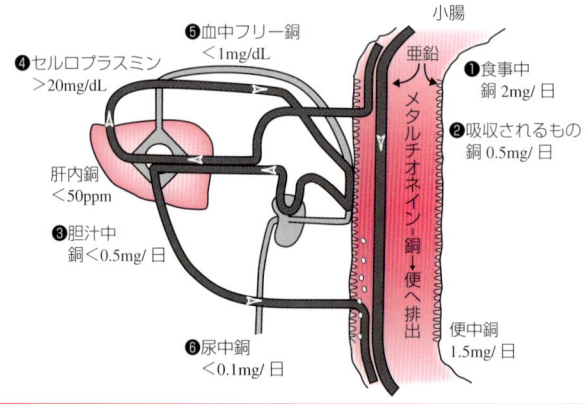

❶食事中銅 2mg/日
❷吸収されるもの銅 0.5mg/日
❸胆汁中銅 <0.5mg/日
❹セルロプラスミン >20mg/dL
❺血中フリー銅 <1mg/dL
❻尿中銅 <0.1mg/日
肝内銅 <50ppm
便中銅 1.5mg/日

肝臓・小腸粘膜における銅の代謝経路（健康成人）
① 食事中の銅含量は約 2mg/日
② 約 0.5mg/日が小腸粘膜より吸収され，門脈から肝に入る
③ 胆汁から 0.5mg/日排出される
④ 約 1mg の銅が肝臓のセルロプラスミン（Cp）に含まれる．Cpの血中濃度は 20mg/dL 以上である．
⑤ 血中遊離銅は 10mg/dL 未満である．
⑥ 尿中銅排泄は 0.1mg/L である．

銅の代謝経路への亜鉛の作用
② 小腸粘膜におけるメタルチオネインの誘導
② 小腸粘膜における銅吸収の阻害
③ 唾液，消化液中に分泌する内因性銅の再吸収を阻害し銅排泄を増加する

図1 銅の代謝経路

栄養食事指導のポイント

①銅の摂取量を制限

> **銅摂取量**
> 治療開始時：乳幼児期 0.5 mg/日以下，学童期以降 1.0 mg/日以下に調整する[6]．
> 維持期：乳幼児期で 0.5〜0.7 mg/日，学童期以降で 1〜1.5 mg/日程度まで摂取可能とする．

実際の食事で銅の摂取過多となっている料理や食材を患者・家族と一緒に確認し，適切な銅摂取量にするための料理や食材選びなど改善方法を提案していく．
「銅制限のための食品交換表」（p.111）を用いて食事療法を行うこともできる．

②成長期に必要なエネルギー，栄養素を確保

銅を多く含有する穀類の摂取制限が必要になるため，特に小学校高学年〜中高生ではエネルギー不足に注意が必要である．

③学校給食を適切に摂取

学校と連携し，毎日の給食の銅含有量を患者・家族に知らせてもらい，1日目標量の1/3を超える場合には，銅含有量の多い食材を除いて食べるなどの対応をとったり，家庭の食事で調整する．

④将来を見据えた患者の食生活自立を支援

幼少期から栄養食事指導は母児一緒に来室してもらい，患児の理解レベルに応じた説明を行っていく．家族以外の人と食事をする機会が増える中高生からは，料理の食材を確認し適切な選択ができるように教育していく．

Case File >>> 肝機能異常で発見された肝型 Wilson 病の 10 歳男児

主訴：肝機能異常．
既往歴・家族歴：特記事項なし．
現病歴：出生時異常なく，問題なく発育した．発熱・血尿で近医を受診したとき，肝機能異常を初めて指摘され精査目的で紹介入院となった．
入院時現症：身長 146.9 cm（+2 SD），体重 34.9 kg（mean），黄疸なし，肝脾腫なし，K-F 角膜輪なし．
入院時検査成績：AST/ALT 116/214 IU/dL，セルロプラスミン 7 mg/dL と低値，尿中銅 116 μg/日→D-ペニシラミン負荷試験 592 μg/日，血中銅 33 μg/dL，肝組織中の銅含量 963 μg/g dry weight と高値であり，Wilson 病と診断された．以後，亜鉛製剤と銅キレート薬の治療と低銅食（入院中の食事：エネルギー：1,800 kcal，Cu：0.9 mg，蛋白：80 g/日）および「銅制限のための食品交換表」を用いた栄養食事指導を開始した．52 日間の入院加療後，外来にて継続フォローとなった．

本ケースの特徴と重要ポイント
・肝機能異常で発見された肝型 Wilson 病の 10 歳男児．
・銅含有量の把握に「銅制限のための食品交換表」を用いて簡略化した．
・学校給食メニューを通して，学童期から低銅食の食べ方を患者本人に教育を開始．

評価指標とアセスメント
・順調な成長
・肝機能の正常化
・尿中銅排泄の確認

食事療法の進め方と目標
・調理を担当する母親と患児が，食品に含まれる

およその銅量を把握できるようにするため，「銅制限のための食品交換表」を用いて食事療法を行う．
- 成長期の必要エネルギーおよび必要栄養量を確保するため，年齢，体格相応の食事摂取基準を満たす食品構成表（**表1**）を作成して適切な食品目安量の説明を行う．
- 学校給食を適切に摂取できるよう病院栄養士と学校栄養士が連携し，毎食の銅量を母児に知らせてもらい，銅含有量の多いメニューのときは，代替えメニューや食べる量の調整を行う．
- 患児の将来的な自立を視野に入れ，栄養食事指導は学童期から母児一緒に行い，母親の管理外での食事チャンスが増える中高生からは，自分で食事の内容について意識しながら食べるよう説明し，外食のときも食材を見て上手に選択できるように教育していく．

献立の立て方
- 銅含有量の多い食品を控える．
- 主食を米飯だけでなくパンやうどんなどの小麦粉製品，はるさめやくずきりなどのでんぷん製品を組み合わせることで，銅摂取量を抑えながらエネルギーを確保したり，銅含有量の少ない乳製品を積極的に料理や間食に取り入れる．
- 野菜，果物は十分に摂取し，ビタミン，ミネラル，食物繊維を補充する．
- 症例の11歳時における実際の献立例を**表2**に示す．

管理・介入結果
- 肝機能の経過を**表3**に示す．
- 栄養食事指導前後の患者と家族の気持ちに変化がみられ（**表4**），食事療法が継続された．
- 発育経過も順調（**図2**）であった．また，将来的な自立を視野に中学入学後から徐々に本人への栄養食事指導も開始した．

表1 1日当たりの目標量に合った食品構成表例

目標量：銅 14〜18 単位（0.7〜0.9 mg），エネルギー 1,950 kcal，蛋白 80 g

グループ	食品	銅量単位	目安エネルギー(kcal)	朝食(6:30)	昼食(12:30)	おやつ(16:30)	夕食(19:00)	(20:30)
①	ごはん類	3	240	食パン6枚切り1枚（60g）1.3単位（160kcal）	ごはん 150g じゃがいも 2/3個（60g）4.2単位（290kcal）		うどん1玉（190g）1.5単位（190kcal）	
	パン・麺類	2.8	350					
	いも・でんぷん類	1.2	50					
	こんにゃく							
②	卵類	0.8	80	卵1個（50g） ハム2枚（28g）1.3単位（136kcal）	肉100g 1単位（200kcal）		魚80〜100g 豆腐1/15丁（23g）1.7単位（98kcal）	
	肉類	1.5	256					
	魚類	1	80					
	豆腐	0.7	18					
③	牛乳・ヨーグルト・アイスクリーム類	1	339	牛乳1本（200cc）0.4単位（136kcal）	牛乳1本（200cc）0.4単位（136kcal）			ヨーグルト100g 0.2単位（67kcal）
④	油・マーガリン・バター類	0	200	マーガリン8g（大さじ2/3） 植物油4g（小さじ1）	植物油6g（小さじ1）		植物油6g（小さじ1）	
⑤	野菜類	3	80	いろいろ組み合わせて 80〜100g	いろいろ組み合わせて 80〜100g		いろいろ組み合わせて 80〜100g	
	海藻類							
⑥	果物類	1	60	りんご中1/3（63g）0.5単位（34kcal）		ぶどう小1房50g 0.5単位（26kcal）		
⑦	調味料類	1	100	マヨネーズ15g（大さじ1）	砂糖3g（小スプーン1）		砂糖3g（小スプーン1）	
⑧	菓子・嗜好飲料類	1	100			ゼリーなど1〜2個		

表2　症例 11 歳時の献立例

	献立名	食品名	分量(g)	①	②	③	④	⑤	⑥	⑦	⑧
朝食	トースト	食パン	72	1.58							
		マーガリン	10								
	目玉焼き	たまご	50		0.8						
		塩	少々								
		こしょう	少々								
		油	1								
		サニーレタス	20					0.2			
		マヨネーズ	15							0.06	
	牛乳	牛乳	150			0.3					
	ヨーグルト	ヨーグルト	70			0.14					
	りんご	りんご	100						0.8		
昼食（給食）	レーズンパン	レーズンパン	90	2.7							
	タンドリーチキン	鶏肉	60		0.48						
		たまねぎ	15					0.15			
		にんにく	0.1					0			
		ナツメグ	1							0.24	
		パプリカ	5					0.03			
		パセリ	1					0.19			
		セロリ	5					0.03			
		塩	0.5								
		ヨーグルト	5			0.01					
		ケチャップ	12							0.38	
		油	3								
	野菜グラタン	かぼちゃ	60					0.96			
		たまねぎ	30					0.3			
		にんじん	20					0.16			
		セロリ	5					0.03			
		バター	1.5								
		塩	少々								
		こしょう	少々								
		コンソメスープ	1							0.02	
		牛乳	50			0.1					
		生クリーム	2.5			0.01					
		ナチュラルチーズ	2			0.06					
	さやいんげんソテー（銅量調整のため半量摂取）	さやいんげん	10					0.12			
		しめじ	4					0.05			
		油	2								
		塩	少々								
		こしょう	少々								
	牛乳		200			0.4					
間食	フルーツゼリー		100								
夕食	煮込みうどん	うどん	230	1.84							
		はくさい	50					0.3			
		ねぎ	10					0.08			
		みりん	5							0.05	
		しょうゆ	10							0.02	
		だし汁	200								
	貝柱ソテー	ほたて貝柱	50		0.4						
		バター	5								
		こしょう	少々								
	サラダ	じゃがいも	50							1	
		サニーレタス	20					0.2			
		サラダ菜	15					0.12			
		トマト	30					0.24			
		魚肉ソーセージ	25		0.3						
		マヨネーズ	10							0.04	
		計		6.12	1.98	1.02	0	3.16	0.8	1.81	0

銅 0.75 mg（13.32 単位），エネルギー 1,946 kcal，蛋白 74.2 g，脂肪 79.1 g，炭水化物 230.4 g

F　その他の疾患

11　Wilson 病

表3　肝機能の経過

	入院時	退院時	1年後	2年後	3年後	4年後
AST (IU/dL)	116	86	27	25	22	22
ALT (IU/dL)	214	181	18	19	19	20
尿中銅 (μg/日)	623	700	195	85	114	11

表4　患児と家族の指導前後の変化

	指導前	指導後
患児	食べたい物が自由に食べられない不満	銅の多い物も量を守れば少しは食べられる銅さえ制限すれば健康が維持できる：理解 周囲の人々も自分のために努力してくれている：期待に応えたい気持ち
母親	児がかわいそう，何をどれだけ食べさせていいのかわからないショック，不安	料理の中の銅量を把握しながら食べさせられ，食事作りに慣れる：安堵，自信 児もよく頑張っている：前向きな気持ち
父親	家庭でできるのか不安	母親の作る料理を銅単位数と一緒にパソコンに登録し，献立を作りやすくする：協力
兄姉弟	漠然とした児への同情	交換表を見て，おやつを買うときも銅の少ないものを買うようになった：協力

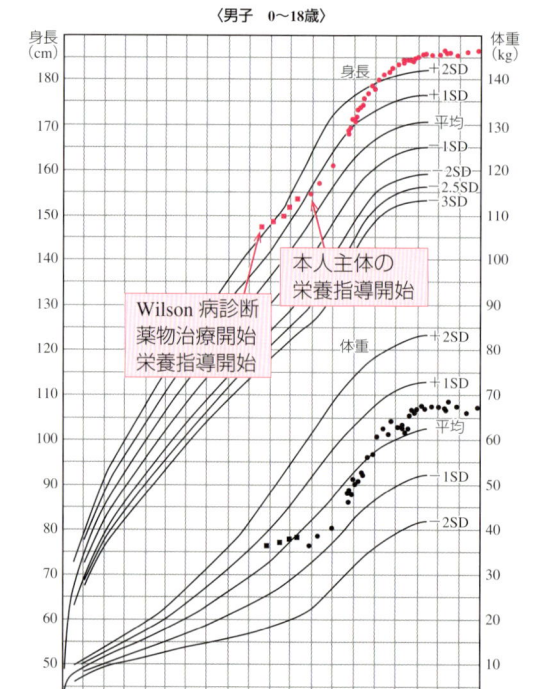

図2　発育の経過

〔平成12年乳幼児身体発育調査報告書（厚生労働省）および平成12年度学校保健調査報告書参照〕

年齢別の対応のポイント

- 学校給食を級友と食べることを継続するため，学校栄養士と連携し，給食中の銅含量を患者と家族に知らせてもらい，銅含有量の多い場合は調整ができるようにする．
- 将来的な自立を視野に入れた，栄養食事指導を行っていく．学童期は，母親主体の指導であるが，児も同伴させ，児にも語りかけながら一緒に話をする．母親の管理外での食事チャンスが増える中高生からは，食事内容を意識しながら食べるよう説明し，外食のときも食材を見て，適切な食事を上手に選択できるように教育していく．

銅制限のための食品交換表[7]

> **この表の特徴と使い方**
> - 銅 0.05 mg を 1 単位とし，1 単位分の食品の分量が一覧になっています
> - はたらきの似ている食品同士，8 つのグループに分かれています
> - 同じグループの中で食品を交換することができます
> - 各グループごとに 1 日に食べる目標単位量を決めて食事をしましょう

銅が少ない食品 ← → 銅が多い食品

①グループ（熱や力のもとになる）

ごはん・パン・麺類
銅を 1 単位＝0.05 mg 含む食品の分量（g）

食品	g	食品	g	食品	g	食品	g
おかゆ（全がゆ）	125	ビーフン	83	食パン	45	白玉粉	29
うどん（ゆで）	125	ホットケーキ粉	71	ナン	45	カンパン	28
そうめん（ゆで）	100	コーンフレーク	71	干うどん（乾）	45	パン粉	25
ひやむぎ（ゆで）	100	蒸し中華めん	71	ぎょうざの皮	42	ポップコーン	25
		沖縄そば（生）	63	コッペパン	42	そば（生）	24
		てんぷら粉	63	ごはん（玄米）	42	こめ（精白米）	23
		小麦粉	56	スパゲティ（ゆで）	42	こめ（胚芽米）	23
		中華めん（生）	56	そうめん（乾）	42	もち	23
		クロワッサン	50	ひやむぎ（乾）	42	こめ（玄米）	19
		ごはん（精白米）	50	マカロニ（ゆで）	42	スパゲティ（乾）	18
		ごはん（胚芽米）	50	ロールパン	42	マカロニ（乾）	18
		しゅうまいの皮	50	インスタントラーメン	38	やきふ	16
		そば（ゆで）	50	赤飯	38		
				フランスパン	36		
				カップラーメン	33		
				ぶどうパン	33		

いも・でんぷん類
銅を 1 単位＝0.05 mg 含む食品の分量（g）

食品	g	食品	g	食品	g	食品	g
はるさめ（乾）	500	コーンスターチ	125	じゃがいも	50	さといも	33	さつまいも	28
くず粉	250			ながいも	50	フライドポテト	33	いちょういも	25
こんにゃく	250					やまといも	31	じねんじょ	24
しらたき	250							やつがしら	22
緑豆はるさめ（乾）	250							干しいも	17
かたくり粉	167							乾燥マッシュポテト	14
くずきり（乾）	167								
タピオカ粉	167								

②グループ（血や肉や骨をつくる）

肉類
銅を 1 単位＝0.05 mg 含む食品の分量（g）

食品	g	食品	g	食品	g	食品	g	食品	g
牛肉									
すじ	250	ばら	100	かたロース	83	ローストビーフ	50	ビーフジャーキー	20	レバー	1
		リブロース	100	サーロイン	83	コンビーフ（缶）	45	心臓	12		
				テール	63	ひれ	45				
				みの	63						
				ミンチ	63						
				もも	63						
				ランプ	63						
				タン	50						

銅が少ない食品									銅が多い食品	

②グループ（血や肉や骨をつくる）

豚肉

ゼラチン	500	ばら	100	焼豚	83	ドライソーセージ	42			
		ロース	100	ウインナー	71					
				ボンレスハム	71					
				ミンチ	71					
				ロースハム	71					
				フランクフルト	63					
				ベーコン	63					
				もも	63					
				ひれ	56					
				プレスハム	56					

鶏肉

皮（もも）	250	ミンチ	167	砂ぎも	50			心臓	16	
ささみ	167	もも	125					レバー	16	
手羽	167	皮（むね）	100							
軟骨	167									
むね	167									

その他

				くじら	83	うま	45	しか	28	フォアグラ	3
				ひつじ	63	いのしし	42	あいがも	19		

魚類 銅を1単位＝0.05 mg 含む食品の分量（g）

あかうお	250	あなご	125	きはだまぐろ	83	かつお	45	しめさば	28	あんこうのきも	5
あまだい	250	あんこう	125	とびうお	83	さんま	45	わかさぎ	26	うなぎのきも	5
おひょう	250	いさき	125	ふかひれ	83	さんま開き	42	オイルサーディン	25		
きす	250	えい	125	ます	83	いわし	36	なまりぶし	25		
きんめだい	250	かます	125	うなぎかばやき	71			いわし丸干し	24		
こち	250	しまあじ	125	さけ	71			さんまみりん干し	23		
したびらめ	250	たら	125	塩さば	71			いわしみりん干し	19		
すずき	250	ふな	125	しらす干し	71			かつおぶし	19		
たい	250	ほんまぐろ	125	スモークサーモン	71			いわし煮干し	13		
たちうお	250	まぐろ油漬缶（ライト）	125	あじ	63			ごまめ	13		
ひらめ	250	やまめ	125	いかなご	63						
ふぐ	250	あゆ	100	たらこ	63						
ほき	250	いとより	100	どじょう	63						
まながつお	250	うまづらはぎ	100	ぶり	63						
メルルーサ	250	かんぱち	100	あじ開き	56						
れんこだい	250	こい	100	いかなご佃煮	56						
いしだい	167	塩ざけ	100	にしん	56						
おこぜ	167	しらす干し	100	はまち	56						
かれい	167	ほっけ開き	100	きびなご	50						
かわはぎ	167	めばる	100	さば	50						
さより	167			ししゃも	50						
さわら	167			ほっけ	50						
しらうお	167			めざし	50						
はも	167										
まぐろ油漬缶（ホワイト）	167										

かい・いか・たこ・えび・かに・魚卵・練り製品類 銅を1単位＝0.05 mg 含む食品の分量（g）

たいら貝柱	500	かにかまぼこ	125	あか貝	83	ほたて貝	38	いかくんせい	19	いせえび	8
なると	500	あさり	125	ほっき貝	83	たこ	34	いくら	17	かき	7
かまぼこ	250	ほたて貝柱	125	かずのこ	83	とこぶし	31	かき	17	かき	6
はんぺん	250	あおやぎ	100	魚肉ソーセージ	83	いか（けんさき）	31	するめいか	15	いか塩辛	3
ちくわ	167	うに	100	塩くらげ	83			あわび	14	たにし	3
		とり貝	100	つみれ	83			しばえび	14	いいだこ	2
				キャビア	71			ずわいがに	14	エスカルゴ	2
				さつまあげ	63			さざえ	13	さくらえび（干）	2
				ばいがい	56			ブラックタイガー	13	しゃこ（ゆで）	1
				はまぐり	50			くるまえび	12	ほたるいか	1
								しじみ	12	するめ	0.5
								たらばがに	12		
								ゆでたこ	12		
								あまえび	11		
								いか（もんご）	11		
								毛がに	11		

銅が少ない食品								銅が多い食品	

②卵類 グループ（血や肉や骨をつくる）

銅を1単位＝0.05 mg 含む食品の分量（g）

卵白	250	たまごどうふ	125	厚焼きたまご たまご	71 63	うずらたまご	45	卵黄	25

豆・豆製品類

銅を1単位＝0.05 mg 含む食品の分量（g）

				豆乳	42	充てんどうふ	28
				おから	36	あずきつぶあん	25
				絹ごしどうふ	33	うすあげ	24
				もめんどうふ	33	あつあげ	23
				焼きどうふ	31	ひろうす	23
						あずきこしあん	22
						ゆで大豆	21
						ゆであずき	17

③牛乳・乳製品類 グループ（血や肉や骨をつくる）

銅を1単位＝0.05 mg 含む食品の分量（g）

フルーツ牛乳	–			プロセスチーズ	63	パルメザンチーズ	33	調整粉乳	15
コーヒー牛乳	–			スキムミルク	50				
牛乳	500								
低脂肪乳	500								
ヨーグルト	500								
コーヒーフレッシュ	500								
カマンベールチーズ	250								
生クリーム	250								
植物性クリーム	250								
コンデンスミルク	250								
母乳	167								

④油脂類 グループ（熱や力のもとになる）

銅を1単位＝0.05 mg 含む食品の分量（g）

植物油	–								
バター	–								
マーガリン	–								
ラード	–								
牛脂	–								
ごま油	500								
無塩バター	500								

種実類

銅を1単位＝0.05 mg 含む食品の分量（g）

				くり甘露煮	33	ぎんなん	19
						くり	16
						マカダミアナッツ	15
						甘ぐり	10

⑤野菜類 グループ（体の調子をととのえる）

銅を1単位＝0.05 mg 含む食品の分量（g）

キャベツ	250	あおねぎ	125	かぶの葉塩漬け	83	きゅうり	45	ごぼう	24	かんぴょう（乾）	8
しなちく	250	黄ピーマン	125	こまつな	83	ほうれんそう	45	つくし	23	くわい	7
じゅんさい（水煮）	250	きゅうりピクルス	125	さんどまめ	83	だいずもやし	42	とんぶり	20		
だいこん	250	コーン缶	125	しろな	83	おくら	38	よもぎ	17		
とうがん	250	サラダ菜	125	トマトジュース	83	たけのこ	38	モロヘイヤ	15		
ラディッシュ	250	しろねぎ	125	なす	83	わらび	38	ふきのとう	14		
赤ピーマン	167	だいこんの葉	125	にんにくの芽	83	切干大根	36	そらまめ	13		
かいわれ	167	たかな	125	はくさいキムチ	83	せり	33	えだまめ	12		
かぶら	167	トマト	125	ピーマン	83	ぜんまい（ゆで）	33				
かぶら塩漬け	167	にんじん	125	ミニトマト	83	なずな	31				
しょうが甘酢漬け	167	はくさい塩漬け	125	アスパラ缶	71	パセリ	31				
ずいき	167	ひろしまな	125	かぼちゃ	71	ゆりね	31				
セロリ	167	レタス	125	きゅうり塩漬け	71	にんにく	28				
はくさい	167	わけぎ	125	ズッキーニ	71	グリンピース	26				
わさび	167	うど	100	たくあん漬け	71	しそ	25				
		カリフラワー	100	チンゲンサイ	71	バジル	25				
		クレソン	100	にら	71						
		サニーレタス	100	みずな	71						
		しょうが	100	みつば	71						
		たまねぎ	100	もやし	71						
		にがうり	100	らっきょう（甘酢）	71						
		のざわな	100	スナックえんどう	63						
		のざわな塩漬け	100	トマトホール缶	63						
		はじかみしょうが	100	ブロッコリー	63						
		ふき	100	緑豆もやし	63						
		福神漬け	100	あさつき	56						

F その他の疾患

11 Wilson病

銅が少ない食品										銅が多い食品	

⑤グループ（体の調子をととのえる）

		みょうが	100	アルファルファもやし	56						
				きょうにんじん	56						
				たかな漬け	56						
				なす塩漬け	56						
				なのはな	56						
				紅たで	56						
				ヤングコーン	56						
				れんこん	56						
				かぶの葉	50						
				きぬさや	50						
				グリーンアスパラ	50						
				ザーサイ漬物	50						
				ししとう	50						
				しゅんぎく	50						
				とうもろこし	50						

きのこ・海藻類　　　　　　　　　　　　　　　　　　　　　　銅を1単位＝0.05 mg 含む食品の分量（g）

ところてん	500	なめこ水煮	125	こんぶ佃煮	83	こんぶ（干）	38	ひじき（干）	28	やきのり	9
もずく	500	塩こんぶ	125	ぶなしめじ	83	エリンギ	33	マッシュルーム（缶）	26	味つけのり	8
青とさか	250	生しいたけ	100	とろろこんぶ	63	ひらたけ	33	まつたけ	21	ほしのり	8
赤とさか	250			わかめ（干）	63			まいたけ	19	あおのり	6
かんてん	250			えのき	50			きくらげ（乾）	16		
生わかめ	250							マッシュルーム	16		
めかぶ	250							ほんしめじ	14		
								干しいたけ（乾）	10		

⑥グループ（体の調子をととのえる）　果物類　　　　　　　　　　　　　　　　　　銅を1単位＝0.05 mg 含む食品の分量（g）

かき（しぶぬき）	250	いよかん	125	いちじく	83	キウイフルーツ	45	ドリアン	26		
プリンスメロン	250	グレープフルーツ	125	オレンジ	83	パイナップル	45	アボガド	21		
ぶどう果汁	250	はっさく	125	グァバ	83	うめぼし	45	プルーン（乾）	17		
ぽんかん	250	びわ	125	ざくろ	83	洋なし	42	干しぶどう	13		
みかん果汁	250	ブルーベリー	125	さんぽうかん	83	ライチ	36	あんず（乾）	12		
みかん缶	250	もも缶	125	チェリー缶	83						
ゆず果汁	250	りんご	125	なし	83						
ゆず皮	250	いちご	100	パイン缶	71						
レモン果汁	250	さくらんぼ	100	アメリカンチェリー	63						
かき（甘がき）	167	夏みかん	100	干しがき	63						
きんかん	167	パパイア	100	マンゴー	63						
グレープフルーツ果汁	167	ぶどう	100	かりん	56						
すいか	167	ぶどう果汁	100	バナナ	56						
すだち果汁	167	マスクメロン	100	あけび	55						
すもも	167	みかん（早生）	100								
みかん（ふつう）	167	もも	100								
りんご果汁	167										

⑦グループ（熱や力のもとになる）　砂糖・ジャム類　　　　　　　　　　　　　　　銅を1単位＝0.05 mg 含む食品の分量（g）

グラニュー糖	-	はちみつ	125	三温糖	71	ぶどうジャム	45	黒砂糖	21		
氷ざとう	-			ブルーベリージャム	83						
上白糖	500										
マーマレード	500										
メープルシロップ	500										
りんごジャム	250										
いちごジャム	167										

調味料類　　　　　　　　　　　　　　　　　　　　　　　　銅を1単位＝0.05 mg 含む食品の分量（g）

酢	-	おろししょうが	125	チリペッパーソース	63	ねりわさび	45	オイスターソース	29	オニオンパウダー	9
フレンチドレッシング	-	サウザンアイランドドレッシング	125	コンソメスープ（固形）	50	だしの素	42	トマトピューレ	26	豆みそ	8
しょうゆ	500			ウスターソース	50	ハヤシルウ	42	白みそ	23	カレー粉	6
しお	500	みりん	100			トウバンジャン	38	とんかつソース	22	こしょう	5
ベーキングパウダー	500	和風ドレッシング	100			カレールウ	38	麦みそ	16	とうがらし（粉）	4
マヨネーズ（卵黄型）	500					チリソース	33	さんしょう（粉）	15	ナツメグ（粉）	4
たまりしょうゆ	250					ねりがらし	33	赤だしみそ	14	バジル（粉）	3
マヨネーズ（全卵型）	250					トマトケチャップ	31	みそ	13		
								酒かす	13		
								シナモン（粉）	10		

※分量表示が「-」になっている食品は，銅を含まない食品です．

銅が少ない食品								銅が多い食品	
⑧グループ 菓子類							銅を1単位＝0.05 mg 含む食品の分量（g）		
アイスミルク	-	ういろう	125	サブレ	83	かしわもち	45	揚げせんべい	29	チョコレート	9
ガム	-	ちまき	125	水ようかん	83	くしだんご（あん）	45	きんつば	29		
ゼリー	-	ひなあられ	125	ワッフル	83	どらやき	45	甘辛せんべい	28		
ソフトクリーム	-	アップルパイ	100	今川焼き	71	オイルスプレークラッカー	42	塩せんべい	26		
マシュマロ	-	シュークリーム	100	ショートケーキ	71	草もち	42	かわらせんべい	25		
アイスクリーム	500	スナック菓子（コーン）	100	チョココロネ	71	そばボーロ	42	芋かりんとう	24		
あめ玉	500	パウンドケーキ	100	ホットケーキ	71	中華まん（肉）	42	ポテトチップス	24		
ドロップ	500	マドレーヌ	100	かるかん	63	ビスケット（ハード）	42	あられ	14		
バタースコッチ	500			ジャムパン	63	プレッツェル	42				
ラクトアイス	500			スナック菓子（小麦粉）	63	あん入り生八つ橋	38				
ラムネ	500			スポンジケーキ	63	ウエハース	36				
ホワイトチョコレート	250			ドーナツ	63	げっぺい	36				
カスタードプリン	167			ビスケット（ソフト）	63	ソーダクラッカー	36				
キャラメル	167			らくがん	63	中華まん（あん）	36				
ババロア	167			甘納豆	56	もなか	36				
ボーロ	167			きびだんご	56	かりんとう	31				
				くしだんご（しょうゆ）	56	大福もち	31				
				桜もち	56						
				ようかん	56						
				あんぱん	50						
				カステラ	50						
				クリームパン	50						
				蒸しまんじゅう	50						
嗜好飲料類							銅を1単位＝0.05 mg 含む食品の分量（g）		
ウーロン茶（浸出液）	-	甘酒	100	抹茶（粉末）	83	こんぶ茶（粉末）	38	ミルクココア（粉末）	5
果実色飲料	-							純ココア（粉末）	1
コーヒー（浸出液）	-								
コーラ	-								
清酒	-								
ビール	-								
むぎ茶（浸出液）	-								
ウイスキー	500								
梅酒	500								
缶コーヒー	500								
玄米茶（浸出液）	500								
紅茶（浸出液）	500								
煎茶（浸出液）	500								
ぶどう酒（白）	500								
ほうじ茶（浸出液）	500								
玉露（浸出液）	250								
サイダー	250								
ぶどう酒（赤）	250								
インスタントコーヒー（粉末）	167								
ブランデー	167								

文　献

1）Aoki T, et al.：Nationwide survey of clinical feature of Wilson's disease in Japan. In：Lam STS, Pang CCP, editors. Neonatal and Perinatal Screening, the Asian pacific perspective. The Chinese University Press, 25-28, 1996
2）清水教一：治療法の実際と現状　Wilson 病の治療．小児科診療 **76**：137-143，2013
3）青木継稔，他：Wilson 病の長期治療と問題点．小児内科 **105**：267，2001
4）Brewer GJ, et al.：Treatment of Wilson's disease with zinc XVI：treatment during the pediatric years. *J Lab Clin Med* **137**：191-198, 2001
5）清水教一：Wilson 病患者に対する治療食の実際．治療 **88**：2017-2020，2006
6）Shimizu N, et al.：Treatment and management of Wilson's disease. *Pediatr Int* **41**：419-422, 1999
7）西本裕紀子，他：「銅制限のための食品交換表」を用いて在宅で銅制限食を実践・継続できた Wilson 病児の2症例．日児栄消肝誌 **19**：119-125，2005

［位田　忍，西本裕紀子］

F　その他の疾患

12 シトリン欠損症

- ◆ミトコンドリアの内膜にあるアスパラギン酸・グルタミン酸膜輸送体（aspartate glutamate carrier：AGC）であるシトリン欠損により新生児肝内胆汁うっ滞（NICCD）を生じ，多くは1歳までに胆汁うっ滞が改善し，見かけ上健康な無症状の時期を経て，一部に成人発症Ⅱ型シトルリン血症（CTLN2）（高アンモニア血症を伴う急性肝不全と脳症）を発症する疾患である．NICCDの一部でも，早期に肝硬変から肝不全に至り肝移植を要する例もある．
- ◆病態：AGCの欠損によりミトコンドリアから細胞質へのアスパラギン酸の移送が障害され，オキサロ酢酸（OAA）が低下しNADHの上昇をまねきNADは枯渇し，ATP産生低下を起こし，脂肪肝や低血糖，高アンモニア血症，ガラクトース血症と白内障，胆汁うっ滞を起こす．糖質の負荷はこれらの病状の悪化を進行させる．尿素合成においても細胞質にNADHが生じ，NADに酸化されずに，高アンモニア血症となる（図1）．
- ◆責任遺伝子は7q21.3にある*SLC25A13*で，常染色体劣性遺伝である．
- ◆日本における変異遺伝子のホモ接合体の頻度は1万7,000人に1人であるが，実際にCTLN2を発症するのは10万人に1人とその1/5である．NICCDでは男女差がないがCTLN2は135：60と男性に多い．NICCDとCTLN2との間の「見かけ上健康な代償期」に関してはその病態は不明である．
- ◆シトリン欠損症の増悪因子として糖質の過剰負荷が指摘されており，通常の栄養管理や輸液による重症化は回避することが重要である．実際に1～2歳から糖質を嫌い蛋白を好む特異な食癖により，自己防衛していると考えられている．

治療・管理の方針

　治療は胆汁うっ滞や高アンモニア血症に対する対症療法と，糖毒性をさける食事指導が中心になる．細胞質で過剰になったNADHをNAD$^+$に再生し代謝を改善する目的でピルビン酸ナトリウム0.1～0.3 g/kg/日を経口投与する試みもなされている．
　NICCDに対しては初期に胆汁うっ滞に対して，十分な脂溶性ビタミンの非経口投与での補充し，肝庇護剤としてウルソデオキシコール酸10～15 mg/kg/日を経口投与する．
　高アンモニア血症の肝性脳症患者には高カロリー輸液やグリセオール®は禁忌である．
　難治で肝不全が進行する場合は肝移植の適応となる．

栄養食事指導のポイント

　母乳，一般育児用調整乳とも，蛋白（P）：脂質（F）：炭水化物（C）のエネルギー比率は，ほぼ10％：50％：40％で，シトリン欠損症にとって不適切ではないが，乳児期（0～1歳）で胆汁うっ滞がある場合は脂肪の消化吸収を助けるMCTミルクを使用する．

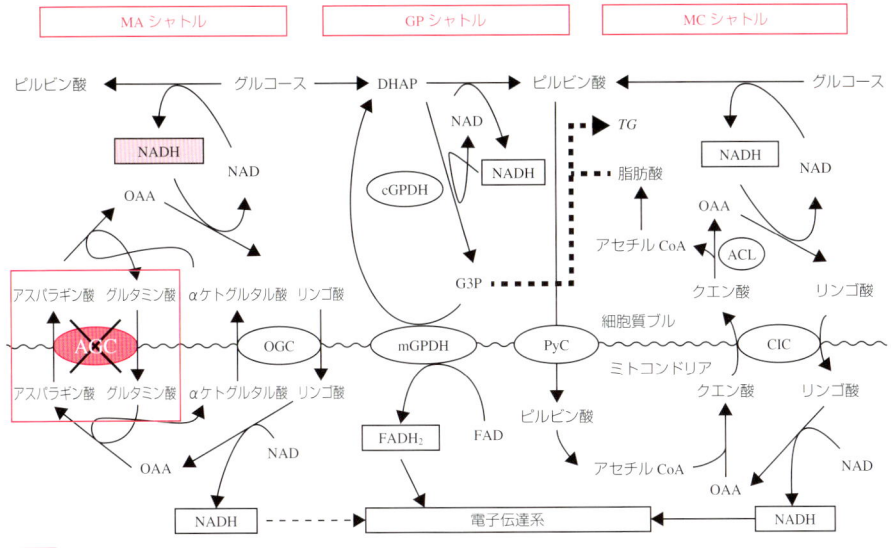

図1 シトリン欠損の病態

過剰な糖質の負荷は細胞質のNADHの上昇をまねき、脂肪肝と高アンモニア血症を起こし病状を進行させる

MAシャトル：リンゴ酸-アスパラギン酸シャトル，GPシャトル：グリセロリン酸シャトル，MCシャトル：リンゴ酸-クエン酸シャトル，DHAP：ジヒドロキシアセトンリン酸，cGPDH：細胞質GPDH，TG：トリグリセリド，OAA：オキサロ酢酸，AGC：アスパラギン酸・グルタミン酸膜輸送体，OGC：オキソグルタル酸輸送体，ACL：クエン酸リアーゼ，G3P：グリセロール-3-リン酸，mGPDH：ミトコンドリアGPDH，PyC：ピルビン酸輸送体，CIC：クエン酸輸送体，FADH$_2$：還元型フラビンアデニンジヌクレオチド，FAD：フラビンアデニンジヌクレオチド

〔小林圭子，他：シトリン欠損症．日児誌110：1047-1059, 2006を参考に著者作成〕

表1 好む食材・嫌う食材（例）

好む食材	嫌う食材
牛乳，乳製品 干物，明太子 さんま，いわし，さけ，うなぎ，ぶり（特に脂肪の多い魚） 肉類，鶏皮，ベーコン，サラミ たまご，納豆 ゴマ，ピーナッツ フライドポテト，ポテトチップス	ごはん，パン，うどん，いも類 果物，甘い菓子 ジュース

3歳頃から、高蛋白・高脂肪の食材を好み、高炭水化物の食材を嫌う特異な食癖が出現する．好む食材、嫌う食材の例を表1に示す．本疾患児にとって、① 必須アミノ酸となったAsp（aspartate）を供給し、蛋白分解を抑え、蛋白合成を促進する、② NADHを酸化できるOAAやピルビン酸を供給する、③ 糖質の代わりにエネルギー源となる、という理由により蛋白を必要としていると考えられる．また、脂質代謝において、糖質が存在しない条件下では脂質がおもなエネルギー源になっており、本疾患児の食癖はこれらの栄養学的考察にかなっている．乳児期以降は、児の食癖に合わせた高蛋白・高脂肪・低炭水化物食を励行する．

学校給食では、高炭水化物の料理を無理に摂取させることのないよう、理解と協力を求め連携することが必要である．

また、家庭においても母親は児の偏食に戸惑い、何が適切な食事であるのか分からないこと

に苦悩する．偏食が理にかなったものであるかどうかを，母親と一緒に確認し，成長に必要な栄養が適切に摂取できるようにサポートしていく．

Case File >>> 生後2か月時に黄疸，肝機能異常，凝固機能異常で高シトルリン血症と診断された女児

主訴：体重増加不良，肝機能異常．
既往歴・家族歴：特記すべきことなし．
現病歴：在胎39週6日，体重2,426gで出生．生後2日目まで低血糖のエピソードあり．2か月時に黄疸，肝機能異常，凝固機能異常を認め精査目的で入院となった．
諸検査：頭部エコー正常，十二指腸ゾンデは胆汁排泄をほとんど認めず，アミノグラムでシトルリン高値，胆道シンチグラフィで胆管，胆道排泄あり，尿中有機酸分析でチロシン代謝産物の増加あり，肝生検にて脂肪肝の組織像認め，高シトルリン血症と診断された．
経過：診断後，MCTミルクと母乳の交互哺乳を開始した．ケイツー®，ユベラ®，パンビタン®，ワンアルファ®，ウルソ®の内服を開始した．1歳5か月頃から肝機能，アンモニア，黄疸値は正常化し無症状で経過した．3歳頃から徐々に疾患特有の食癖が認められるようになった．

本ケースの特徴と重要ポイント
・2か月時に黄疸，肝機能異常，凝固機能異常を認めた．
・乳児期はMCTミルクと母乳で生育．
・1歳5か月頃から無症状．
・3歳頃から疾患特有の食癖出現．

評価指標とアセスメント
・順調な成長
・肝機能の正常化
・食癖と食事摂取内容の確認

食事療法の進め方と目標
・乳児期は脂質代謝を改善するためMCTミルクを摂取する．
・離乳期は肝機能異常が正常化するまでは，脂肪はMCTを用いて離乳食を進める．
・1歳以降の適応・代償期に入ると，炭水化物の過剰摂取にならないように配慮しながら食事を進める．
・蛋白（P），脂質（F），炭水化物（C）のバランスについて明確な目安は示されていないが，特異な食癖が出現する3歳頃からは，成長期の必要エネルギーおよび必要栄養量を確保しながら，P：F：Cのエネルギー比率を15〜20%：40〜50%：30〜40%に調整した食品構成表（**表2**）を作成して適切な食品目安量の説明を行う．
・脂質は，飽和脂肪酸を減らし一価不飽和脂肪酸，ω3系脂肪酸を使用して脂肪酸バランスを整え高脂血症を予防する．
・給食は主食といも類，糖質の多い野菜類，果実類を減量して提供してもらい，完食できなくても無理強いしない．給食量が不足する場合は，家庭から本人が摂取しやすい食材（牛乳，ゆで卵，チーズ，ナッツ，ソーセージなど）を持参して補食するようにする．

献立の立て方
・主食：炭水化物を主成分とする主食は目標のエネルギー比率を目安にし，患児が苦痛なく食べられる量まで減らす．
・副食：いも類やかぼちゃ，れんこん，とうもろこしなどの炭水化物含有量の多い野菜は控える．肉類，魚介類，卵，大豆・大豆製品，および野菜類は適量摂取する．飽和脂肪酸の過剰摂取を防ぐため，肉類は脂肪の少ない部位を摂取し，ω3/ω6脂肪酸比を上げるため，さば，ぶりなど脂肪の多い魚を積極的に摂取する．揚げ物や炒め物などの高脂肪料理を好むことが多い．油脂は一価不飽和脂肪酸リッチなオリーブ油やω3系脂肪酸リッチな菜種油，シソ油，またMCTの摂取をすすめる．砂糖やみりんなどを多く使う料理のときは，代用にゼロカロリーの人工甘味料を使用して炭水化物摂取を控える．
・間食：ナッツやチーズ，ソーセージ，牛乳，ヨーグルト，枝豆，納豆，フライドポテトなどを摂取する．

管理・介入結果
・黄疸，肝機能データの推移を**表3**に示す．
・発育経過を**図2**に示す．
・1歳5か月以降は無症状で経過．

表2　6歳女児の1日食品構成例

目標量：エネルギー 1,400 kcal，蛋白（P）70 g，脂質（F）70 g，炭水化物（C）120 g，（エネルギー比率（P）20%：（F）45%：（C）35%）

食品グループ		目安エネルギー（kcal）	朝食	昼食（給食）	おやつ	夕食
炭水化物	ごはん類	80	食パン6枚切り 1/4枚（15 g）	コッペパン半分（35 g） じゃがいも 1/2個（55 g） その他粉類（5 g）		ごはん茶碗半分（50 g）
	パン類	128				
	その他穀類	20				
	いも類・かぼちゃなど	40				
	果物類	16	りんご 1/3個（30 g）			
蛋白・ミネラル	魚類	160	卵1個（50 g） ハム1枚（10 g）	肉うす切り2枚（40 g） あげ 1/5枚（4 g）		魚切り身（100 g） 豆腐 1/3丁（100 g）
	大豆・豆腐類	70				
	卵類	80				
	肉類	70				
	牛乳・乳製品	245	牛乳 80 cc	牛乳1本（200 cc）	ヨーグルト 80 g	
脂肪	油・バター・マヨネーズ・MCTなど	304	バター4 g MCT粉末5 g	油6 g	ピーナッツ 10～15粒（15 g）	油10 g
ビタミン・ミネラル	緑黄色野菜	62	いろいろ組み合わせて 100 g	いろいろ組み合わせて 100 g		いろいろ組み合わせて 100 g
	その他の野菜					
	海藻・きのこ類 こんにゃく					
	調味料類	45		みりん6 g 砂糖3 g	ポテトチップス 15 g	みそ10 g
	菓子類	80				

表3　検査データ推移

	0歳 2か月	0歳 5か月	0歳 8か月	1歳 1か月	1歳 5か月	2歳	3歳	4歳	5歳	6歳
Alb（g/dL）	3.3	4.1	4.4	4.5	4.6	4.4	4.3	4.8	4.3	4.6
AST（IU/L）	49							47	27	30
ALT（IU/L）	33							24	17	17
総胆汁酸（μmol/L）	261.1	279.2	14.5	3.6	8.3	4.0	7.0	5.0	6.5	8.3
総ビリルビン（mg/dL）	2.3							0.5	0.5	0.4
直接ビリルビン（mg/dL）	1.0							0.1>	0.1>	0.1>
アンモニア（μg/dL）	122	58	58	117	51	63	38	51	39	46

- 3歳頃からで特異な食癖が出現し，食癖にあわせた食事療法を継続した．
- 小学校入学後は，主食を減らして食べる方法（表2）で給食摂取を開始するが，副食にいもやパスタ，麺類，糖質の多い野菜や甘いデザートなどが提供されることが多く，児が無理に食べて体調不良になるエピソードあったため，牛乳以外の給食は食べずに弁当を持参して対応した．6歳時点における実際の献立例を表4に示す．

表4 症例女児の6歳時の実際の食事献立例

	献立名	食品名	分量（g）
朝食	ハッシュドポテト	ハッシュドポテト	35
	ウインナー	ウインナー	32
	ぶりだいこん	ぶり	30
		だいこん	40
		こいくちしょうゆ	6
		料理酒	3
	ヨーグルト	ヨーグルト	80
	牛乳	牛乳	150
昼食 （弁当を持参）	卵焼き	たまご	25
		鮭フレーク	3
	いかの磯辺焼き	するめいか	60
		薄力粉	6
		たまご	2
		油	12
		青のり	0.5
	きゅうりの酢の物	きゅうり	20
		塩	0.1
		ちくわ	3
		酢	4
		こいくちしょうゆ	1.5
		砂糖	1
		塩	1.2
	ほうれん草バターソテー	ほうれん草	20
		まいたけ	5
		バター	4
	枝豆	枝豆	15
給食 （牛乳のみ摂取）	牛乳	牛乳	206
間食	チョコレート	チョコレート	13
夕食	ご飯	ご飯	50
	豚の煮物	豚肉（肩ロース）	60
		たまご	25
		こいくちしょうゆ	6
		料理酒	3
	ブロッコリーマヨネーズ	ブロッコリー	60
		マヨネーズ	8
	ミニトマト	ミニトマト	20
	牛乳	牛乳	206
1日合計	エネルギー：1,403 kcal，蛋白：72 g，脂質：82 g，炭水化物：79 g （エネルギー比率　21%：53%：23%）		

🌱 年齢別の対応のポイント

・乳児期は脂質代謝を改善するためMCTミルクを摂取し，肝機能異常が正常化するまでは，脂肪はMCTを用いて離乳食を進める．

・特異な食癖が出現する3歳頃からは，成長期の必要エネルギーおよび必要栄養量を確保しながら，PFC比を14～15%：40～50%：30～40%に調整し，食癖にあわせて食事療法を行う．

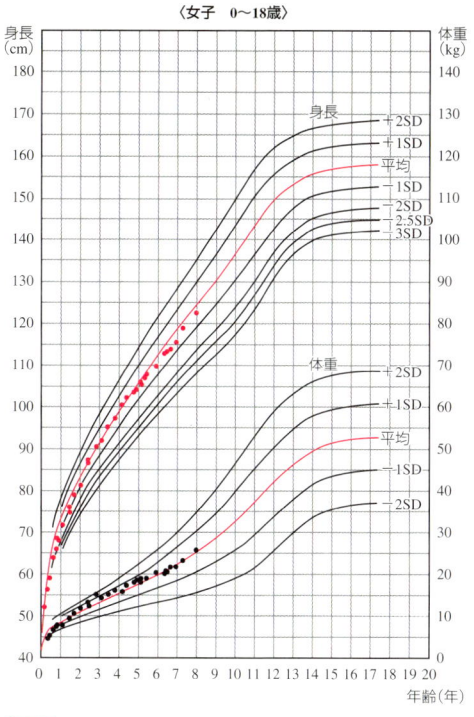

図2 発育の経過
〔平成12年乳幼児身体発育調査報告書（厚生労働省）および平成12年度学校保健調査報告書参照〕

参考文献

- 岡野善行（研究代表者）：厚生労働科学研究費補助金難治性疾患克服研究事業シトリン欠損症の実態調査と診断方法および治療法の開発に関する研究研究報告書，2011
- 小林圭子，他：シトリン欠損症．日児誌 **110**：1047-1059，2006
- 先天代謝異常症の治療．シトリン欠損症．特殊ミルク情報 **40**，2004

[位田　忍，西本裕紀子]

F その他の疾患

13 PDHC 欠損症

- ◆ 成因：ミトコンドリア蛋白の一つでピルビン酸脱水素酵素（PDH）の欠損により，乳酸アシドーシスをきたす代表的疾患である．多くは X 連鎖性遺伝を示すが，男性，女性ほぼ同数の患者報告があり，女性保因者も報告されるが女性も発症する可能性が高い．
- ◆ 病態：解糖系で発生したピルビン酸を TCA 回路に流す役目をする酵素であり，これが欠損することにより血中の乳酸，ピルビン酸が高値となり，TCA 回路での有効なエネルギー産生が障害されることになる（図1)[1]．
- ◆ 臨床症状：重症型では脳梁低形成など中枢神経の形成障害をきたし，重度の精神運動発達障害をきたす．軽症型では乳児期，小児期からの精神運動発達障害をきたし，特に飢餓，感染により乳酸アシドーシスを伴う退行を示すこともある．
- ◆ 診断基準：皮膚線維芽細胞における酵素活性測定もしくは遺伝子検査による．遺伝子変異としては E1α サブユニット（*PDHA1*）の変異が最も報告が多い．

治療・管理の方針

本酵素の補酵素であるビタミン B_1，ビオチンの補充やミトコンドリアレスキューとしてのコエンザイム Q_{10} の投与以外には，炭水化物からの栄養が過剰にならないようにして，TCA 回路にピルビン酸を介さない脂肪栄養を十分利用することなどが症状緩和に有効性を認めることが

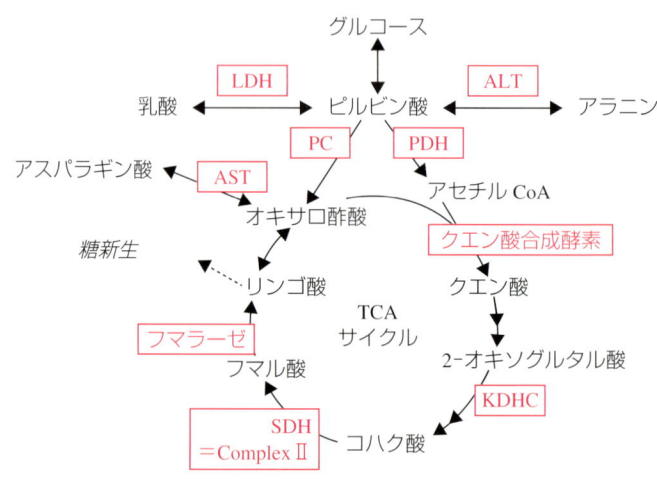

図1 代謝マップ
PC：ピルビン酸カルボキシラーゼ，PDH：ピルビン酸脱水素酵素，LDH：乳酸脱水素酵素，ALT：アラニンアミノ基転移酵素，AST：アスパラギン酸アミノ基転移酵素，KDHC：2-オキソグルタル酸脱水素酵素複合体，SDH：コハク酸脱水素酵素，TCA：トリカルボン酸
〔松原洋一（監訳）：エネルギー代謝．小児代謝疾患マニュアル．診断と治療社，118-139，2006 を参考に著者作成〕

ある．特にケトンフォーミュラ，中鎖トリグリセリド（MCT）ミルクの使用は試みてもよい治療法である．

栄養食事指導のポイント

①脂質の摂取量を増やす（脂質エネルギー比率を増加させる）

　ピルビン酸からアセチルCoAの産生が障害されているために，糖質を基質とした場合，TCA回路へのアセチルCoAの供給が制限され，十分なエネルギーを産出することができない．そこで，脂肪酸のβ酸化によってエネルギーを産生するとともに，最終的に生じたアセチルCoAをTCA回路に供給することで，エネルギーを産出することができるため，脂質をエネルギー源の中心とする．特に，ケトンフォーミュラ，MCTオイルなどMCTを利用することで，より効率的にアセチルCoAを生成し利用することができる．脂質エネルギー比率は，患児ごとに消化器症状や血中ケトン体値などを指標に調整する．

②成長に必要な摂取エネルギー，蛋白の確保

　摂取エネルギー量，蛋白量は，同年齢の健常児と同様とする（日本人の食事摂取基準2010年版[2]を参照）．

③炭水化物量の調整

　摂取エネルギー量に対し，脂質摂取量（脂質エネルギー比率），蛋白摂取量を決定し，残りを炭水化物で摂取する．ピルビン酸，乳酸値は炭水化物量に影響されるが，採血のタイミングなどでも影響され，その評価には注意を要する．

④ミネラル，ビタミンの補給

　脂質がエネルギー源の中心となるため，果物や野菜，穀類などの摂取量は減少する．このため，ミネラル，ビタミンの不足に注意する．

Case File >>> ピルビン酸脱水素酵素（PDH）欠損症女児

主訴：胎内水頭症
既往歴・家族歴：特記事項なし．
現病歴：在胎28週で脳室拡大を指摘され当院紹介．在胎38週で予定帝王切開で出生．
入院時現症：身長46.5 cm（－0.97 SD），体重2,380 g（－1.2 SD），頭囲32.7 cm（－0.3 SD），Apgar 8/9．
入院時検査所見：乳酸5.2 mmol/L，pH 7.275と高乳酸アシドーシスを認めた．メイロン補正などで改善なく，高ピルビン酸血症も認め，L/P比も10前後と正常であり，PDHC欠損症が疑われた．血中アラニン高値も認め，PDHC遺伝子検査により確定診断された．

本ケースの特徴と重要ポイント

・ピルビン酸脱水素酵素欠損症女児．
・女児ではあるが，神経症状は強く，哺乳力低下から経管栄養を初期には必要とした．経管栄養により，投薬，ケトンフォーミュラの投与などは確実に実施が可能であった．
・生後数日より，母乳とともにケトンフォーミュラを哺乳した．
・離乳食開始に伴い，栄養食事指導を実施した．離乳食を摂取することにより脂質エネルギー比率が下がらないようにMCTオイルを含め油脂類を利用した．脂質エネルギー比率は，血中ケトン体を確認しながら調整した．

評価指標とアセスメント

・順調な成長発達．
・血中ケトン体（3-ヒドロキシ酪酸，アセト酢酸）が500〜600 μmol/dL程度．ケトン体の利用

表1 1日当たりの目標量にあった食品構成表例（10か月）

目標量：エネルギー 700 kcal, 脂質 55 g 程度（脂質エネルギー比 70% 程度）

食品群名	栄養価 脂質(g)	エネルギー(kcal)	朝食(7：00)	午前間食(10：00)	昼食(12：00)	午後間食(15：00)	夕食(18：00)	眠前
油脂類	5.2	49	油 2 g		油 2 g		油 2 g	
豆腐	5.2	73			豆腐 50 g			
魚類	1.4	39					魚 30 g	
肉類	0.0	0						
卵類	2.1	30	卵 15 g					
乳製品	0.8	12	ヨーグルト 20 g					
野菜類	0.0	15	いろいろ合わせて 10〜20 g		いろいろ合わせて 10〜20 g		いろいろ合わせて 10〜20 g	
果物類	0.0	13				果物 20 g		
調製粉乳	7.2	139						調製粉乳 27 g（200 mL）
ケトンフォーミュラ	32.3	333		ケトンフォーミュラ 22.5 g（150 mL）		ケトンフォーミュラ 22.5 g（150 mL）		
合計	54.2	703						

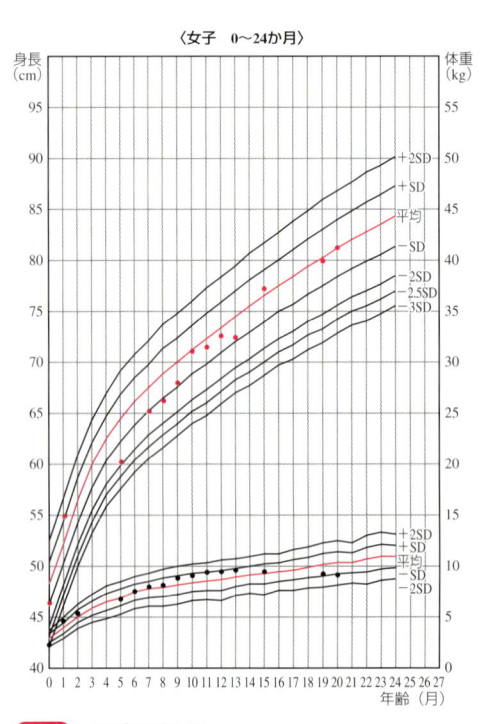

図2 発育の経過

〔平成 12 年乳幼児身体発育調査報告書（厚生労働省）および平成 12 年度学校保健調査報告書参照〕

がよくあまり高値にならないので，高値をめざす必要はない．

食事療法の進め方と目標
・乳児期は，母乳（調製粉乳）とともにケトンフォーミュラを哺乳する．母乳，調製粉乳とケトンフォーミュラの割合は，血中ケトン体濃度を指標に調節する．
・離乳食開始後は，MCTオイルを含めた油脂類を積極的に利用し，脂質エネルギー比率を低下させない．徐々に母乳，ケトンフォーミュラを減らし離乳食を中心とするが，必要に応じてケトンフォーミュラを利用する．脂質エネルギー比率も随時調節する．
・それぞれの年齢に合わせ，摂取栄養量，脂質エネルギー比率を考慮した食品構成表を作成する（**表1**）．

献立の立て方
・離乳食開始後は，食品構成表（**表1**）を用いて，朝食，昼食，夕食，間食の配分を決める．
・配分した食品を用いてそれぞれのメニューを決める．
・症例の場合，生後数日より母乳に加えケトンフォーミュラを哺乳した．生後9か月時，脂質エネルギー比率は約70%であった．脂質エネルギー比率を維持したまま，離乳食へ徐々に移行した．具体的な方法としては，野菜のすりつぶしにMCTオイルまたはオリーブ油を加えたものなどから開始し，徐々に豆腐，魚，卵，ヨーグルト，アボカドなど利用食材を広げた．

管理・介入結果
・発育経過は順調であった（**図2**）．
・脳形成異常なども合併し，女児としては症状は典型的であるが，精神運動発達はゆっくりと認めており，1歳頃に定頸，1歳半で寝返り可能となっている．

文献
1) 松原洋一（監訳）：エネルギー代謝．小児代謝疾患マニュアル．診断と治療社，118-139，2006
2) 厚生労働省：日本人の食事摂取基準（2010年版）．2009（http://www.mhlw.go.jp/shingi/2009/05/s0529-4.html）

参考文献
・特殊ミルク共同安全開発委員会（編）：タンデムマス導入にともなう新しいスクリーニング対象疾患の治療指針．恩賜財団母子愛育会，2007

［濱田悠介，酒井規夫，長井直子］

付　　　録

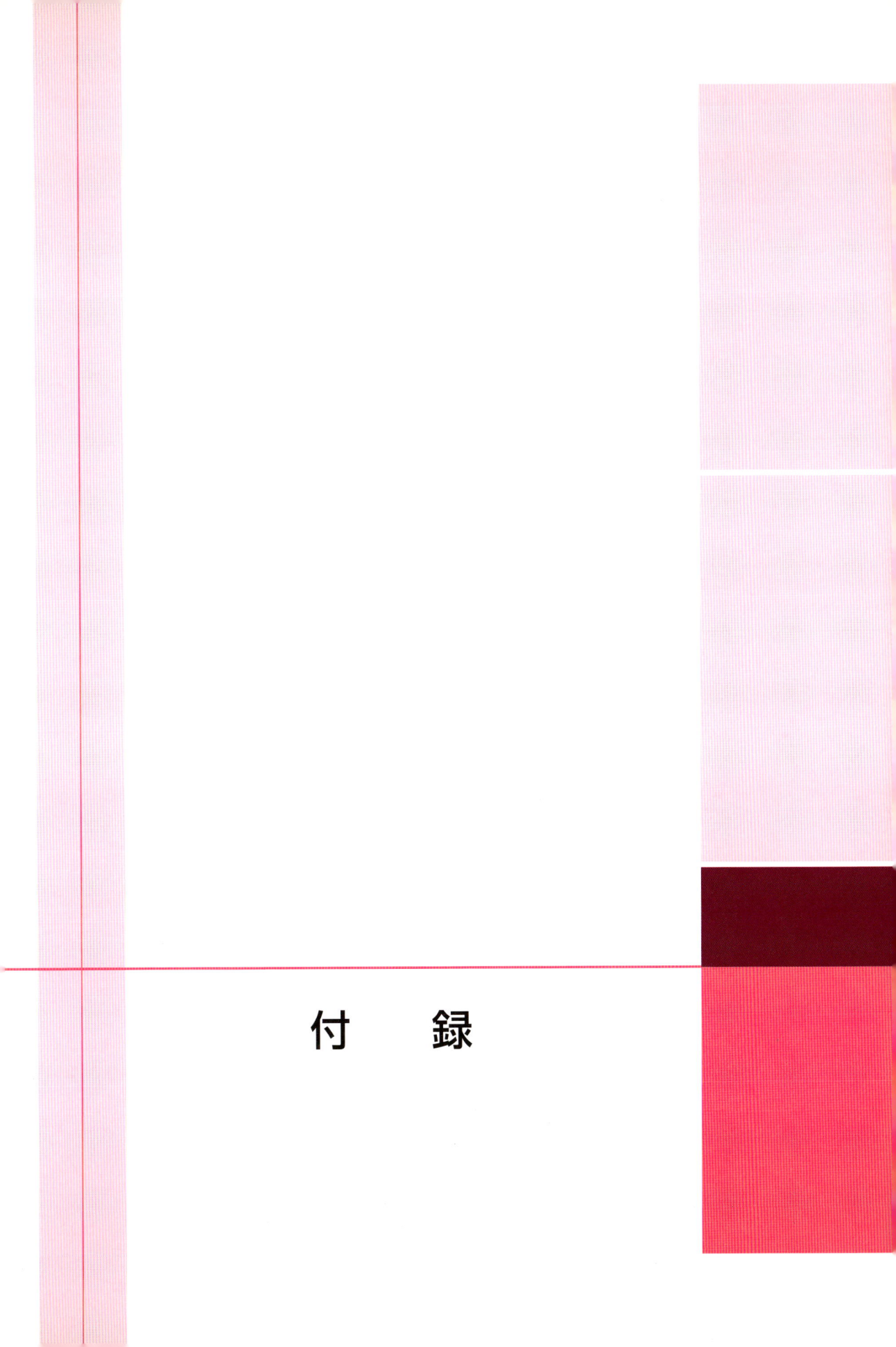

付1 特殊ミルク

1. 特殊ミルクの種類

特殊ミルクは先天代謝異常症のみならず、最近ではアレルギー疾患などの治療にも用いられ、栄養成分を調整した治療用ミルクと定義される。わが国で使用されている特殊ミルクとして特殊ミルク共同安全開発事業で扱っている登録品目と登録外品目がある。登録特殊ミルクは先天代謝異常症の治療に用いられるものであり、国からの補助と乳業メーカー負担により無料で供給される。医師が特殊ミルク事務局に依頼し、承認を受けた後発送される。登録外特殊ミルクは全額乳業メーカーが負担しており、医師が特殊ミルク事務局に依頼する。特殊ミルクにはさらに医薬品と市販品が存在する。医薬品の入手には医師の処方箋が必要である。市販品は各乳業メーカーにより販売される。特殊ミルク一覧を**表1〜4**に示した。

2. 特殊ミルクの分類表

特殊ミルクの費用、入手方法を分類ごとにまとめたのが**表5**である。登録および登録外特殊ミルクの申請方法は特殊ミルク事務局のホームページ（http://www.boshiaiikukai.jp/milk.html）に記載されているのでご覧いただきたい。

3. 特殊ミルク使用上の注意

治療用特殊ミルクや経腸栄養剤使用中の患者でビタミンや微量栄養素の欠乏症が生じることが知られている[1]。先天代謝異常症やアレルギー疾患に用いられる治療用特殊ミルクでは体内で有害作用を引き起こす栄養素が除去・変性されている。たとえばフェニルケトン尿症用の特殊ミルクでは蛋白が分離され、フェニルアラニン以外の必要なアミノ酸が添加される。また、牛乳アレルギー用の特殊ミルクでは、乳蛋白が消化・分解されている。このような蛋白を分離・分解する過程で本来乳蛋白に含まれているビオチンやカルニチンなどの微量栄養素が除去されることになる。

報告された微量栄養素欠乏症の大多数はアレルギー疾患用の特殊ミルクが使用された症例である。その理由として食物アレルギーの患児ではアレルギー用ミルクを単独で使用することがあげられる。先天代謝異常症の食事療法では特殊ミルクを単独で使用することはまれで、通常母乳や乳児用調製粉乳、離乳食、幼児食を一緒に与えるため、必要な微量栄養素は特殊ミルク以外の食品からある程度補充される。微量栄養素が極端に不足する可能性は低く、欠乏症の報告も一部の症例に限られている[2]。

4. 特殊ミルクの微量栄養素分析値

乳業メーカーから、特殊ミルク中のビオチン、カルニチン、セレン、ヨウ素の含有量が報告されている（**表6**）[3]。**表6**の最下段に示したCODEX規格とはFAO（国際連合食糧農業機関）とWHOが合同で設定した国際食品規格である[4]。ビオチン、カルニチン、セレンの含有量はすべてCODEXの推奨量より低値となっている。特殊ミルク使用中は微量栄養素不足の可能性を念頭におき、疑わしい場合は検査を行い、医薬品などで補充を行うことが望まれる。

カルニチンは食品に分類されているため、今後添加される予定である。ビオチンは従来保健機能食品以外への添加は認められていなかったが、母乳代替食品に対する添加承認に向けて準備が進められている（著者注：平成26年6月17日、食品、添加物等の規格基準の一部改正に

表1　登録特殊ミルクリスト

分類	おもな適応症	記号	品名	缶容量(kg)	賞味期限(製造月より)
糖質代謝異常	●ガラクトース血症	110	明治ガラクトース除去フォーミュラ（可溶性多糖類・ブドウ糖含有）	0.40	12か月
	●原発性乳糖不耐症	MC-2	森永無乳糖乳（可溶性多糖類・グルコース含有）	0.40	
	●肝型糖原病	GSD-D	明治糖原病用フォーミュラ（乳たんぱく質・昼間用）	0.40	12か月
		GSD-N	明治糖原病用フォーミュラ（乳たんぱく質・夜間用）	0.40	
		8007	明治糖原病用フォーミュラ（大豆たんぱく質・昼間用）	0.40	
		8009	明治糖原病用フォーミュラ（大豆たんぱく質・夜間用）	0.40	
蛋白質・アミノ酸代謝異常	●フェニルケトン尿症	A-1	雪印フェニルアラニン無添加総合アミノ酸粉末	1.00	12か月
		MP-11	森永低フェニルアラニンペプチド粉末	0.35	18か月
	●ホモシスチン尿症 ●高メチオニン血症	S-26	雪印メチオニン除去粉乳	1.20	12か月
	●チロジン血症	S-1	雪印フェニルアラニン・チロシン除去粉乳	1.20	12か月
	●高アンモニア血症 ●シトルリン血症 ●アルギニノコハク酸尿症 ●高オルニチン血症	S-23	雪印蛋白除去粉乳	1.20	12か月
		7925-A	明治高アンモニア血症・シトルリン血症フォーミュラ	0.35	12か月
有機酸代謝異常	●メチルマロン酸血症	S-10	雪印イソロイシン・バリン・メチオニン・スレオニン除去粉乳	1.20	12か月
	●プロピオン酸血症 ●メチルマロン酸血症	S-22	雪印イソロイシン・バリン・メチオニン・スレオニン・グリシン除去粉乳	1.20	12か月
	●グルタル酸血症1型	S-30	雪印リジン・トリプトファン除去粉乳	1.20	12か月
	●イソ吉草酸血症 ●メチルクロトニルグリシン尿症 ●ヒドロキシメチルグルタル酸血症 ●高インスリン高アンモニア血症症候群	8003	明治ロイシン除去フォーミュラ	0.40	12か月
電解質代謝異常	●特発性高カルシウム血症	206	明治ビタミンD無添加・低カルシウムフォーミュラ	0.35	12か月
	●副甲状腺機能低下症 ●偽性副甲状腺機能低下症	720	明治低リンフォーミュラ	0.40	12か月
		8110	明治低カリウム・低リンフォーミュラ	0.40	
		MM-5	森永低リン乳	0.40	
	●副腎皮質機能不全	507-A	明治低カリウム・高ナトリウムフォーミュラ	0.40	12か月
その他(1)	●極長鎖アシル-CoA脱水素酵素欠損症 ●シトリン欠損症	721	明治必須脂肪酸強化MCTフォーミュラ	0.35	12か月
その他(2)	●嚢胞性線維症	605-MCT	明治MCT・アミノ酸フォーミュラ	0.40	12か月
		ML-3	森永蛋白質加水分解MCT乳	0.35	12か月
その他(3)	●グルコーストランスポーター1欠損症 ●ピルビン酸脱水素酵素複合体異常症	817-B	明治ケトンフォーミュラ	0.25	12か月
計			25品目		

★上記特殊ミルクは，国の助成事業として無償で供給されます．
★上記特殊ミルクの申請は，「特殊ミルク供給申請書」にて特殊ミルク事務局にFAXで送信して下さい．
〔特殊ミルク事務局：登録特殊ミルクリスト．（http://www.boshiaiikukai.jp/img/milk/touroku_milklist.pdf）より引用．一部改変〕

付録1　特殊ミルク

表2 登録外特殊ミルクリスト

分類	おもな適応症	記号	品名	缶容量(kg)	賞味期限(製造月より)
アミノ酸代謝異常	●アルギニン血症	8103	明治アルギニン血症用フォーミュラ	0.40	12か月
電解質代謝異常	●副腎皮質機能不全	MM-2	森永低カリウム乳	0.40	12か月
	●特発性高カルシウム血症	MM-4	森永低カルシウム乳	0.40	12か月
	●心,腎疾患	801	明治低たんぱく・低ミネラルフォーミュラ	0.35	12か月
		502	明治中たんぱく・低ナトリウムフォーミュラ	0.40	12か月
		303	明治高たんぱく・低ナトリウムフォーミュラ	0.40	12か月
		8806	明治低カリウム・中リンフォーミュラ	0.35	12か月
		MP-2	森永低蛋白質低塩乳	0.40	12か月
		MM-5	森永低リン乳*	0.40	12か月
吸収障害	●脂質吸収障害症	810	明治低脂肪フォーミュラ	0.40	12か月
		ML-1	森永低脂肪乳	0.30	12か月
	●原発性糖質脂質吸収障害症	603	明治無糖MCTフォーミュラ	0.20	12か月
その他	●小児難治性てんかん	817-B	明治ケトンフォーミュラ**	0.25	12か月
計			13品目		

★上記特殊ミルクは,乳業会社のご協力により無償で供給致します.
★上記特殊ミルクの申請は「特殊ミルク供給申請書」にて特殊ミルク事務局にFAXで送信して下さい.
★* 印　MM-5は,登録品MM-5と同じ製品です.適応外には,登録外の製品をご紹介します.
★**印　817-Bは,登録品817-Bと同じ製品です.適応外には,登録外の製品をご紹介します.
〔特殊ミルク事務局:登録外特殊ミルクリスト.(http://www.boshiaiikukai.jp/img/milk/tourokugai_milklist.pdf)より引用,一部改変〕

より,ビオチンの調製粉乳および母乳代替食品への添加が承認された).

表3　市販品特殊ミルクリスト

分類	おもな適用例	品名	内容量（g）	価格（円）	賞味期限（製造月より）
糖質代謝異常	●乳糖不耐症	明治ラクトレス	14 g×10	670	18か月
	●乳糖不耐症	森永ノンラクト	350	1,200	18か月
	●難治性下痢症	和光堂ボンラクトi	360	1,100	24か月
吸収障害	●脂質吸収障害症	明治必須脂肪酸強化MCTフォーミュラ	350	3,500	18か月
		明治MCTフォーミュラ	350	3,500	18か月
その他	●ミルクアレルギー ●乳糖不耐症	明治ミルフィーHP	7.25 g×12	500	18か月
			850	2,700	
		明治エレメンタルフォーミュラ	17 g×20	2,900	18か月
	●牛乳アレルギー ●乳糖不耐症 ●ガラクトース血症	ビーンスタークペプディエット	350	1,700	18か月
	●ミルクアレルギー ●大豆，卵等たんぱく質不耐症	森永ニューMA-1	350	1,600	18か月
			850	3,500	
		森永MA-mi	350	1,300	
			850	3,100	
計			10品目		

★上記特殊ミルクは，有料となります．
★上記特殊ミルクの供給は，直接製造・販売会社にお問い合わせ下さい．
〔特殊ミルク事務局：市販品特殊ミルクリスト．（http://www.boshiaiikukai.jp/img/milk/shihan_milklist.pdf）より引用，一部改変〕

表4　薬価収載品

分類	適応症	品名	内容量（g）	賞味期限（製造月より）
アミノ酸代謝異常	フェニルケトン尿症	フェニルアラニン除去ミルク配合散「雪印」	1,200	12か月
	メープルシロップ尿症	ロイシン・イソロイシン・バリン除去ミルク配合散「雪印」	1,200	12か月

〔特殊ミルク事務局：薬価収載特殊ミルクリスト．（http://www.boshiaiikukai.jp/img/milk/yakka_milklist.pdf）より引用，一部改変〕

付録1　特殊ミルク

表5 特殊ミルク分類表

	登録品目	登録外品目	市販品目	医薬品目
分類	特殊ミルク共同安全開発委員会により，一定の基準の元に品質や成分，使用方法が検討された品目	乳業メーカーの負担により製造されている．一定の基準の元に品質や成分，使用方法が検討された品目	乳業メーカーにより販売されている	医療用医薬品（使用には，医師の処方箋が必要）
費用	公費，乳業メーカー負担により無料	乳業メーカーの負担により無料	有料	健康保険適用．小児慢性特定疾患治療研究事業により医療費の一部を公費負担（20歳未満）
入手方法	医師が特殊ミルク事務局に「特殊ミルク供給申請書」にてFAXで依頼し，承認を受ける	「登録品目」と同様医師が「特殊ミルク供給申請書」を特殊ミルク事務局に送信する	各乳業メーカーの支店に問い合わせる（一部薬局で販売）	医師が薬局に処方箋で指示する
適応条件	① 先天代謝異常症であること．② 原則として年齢が20歳未満であること	先天代謝異常症等であること．各乳業メーカーに問い合わせる	適応疾患に使用する	適応疾患に使用する
参考ミルクリスト	表1	表2	表3	表4

〔特殊ミルク事務局：特殊ミルク分類表．（http://www.boshiaiikukai.jp/milk02_01.html）より引用，一部改変〕

表6 おもな先天代謝異常症用特殊ミルクの微量栄養素分析値（100 kcalあたり）

品名	ビオチン μg	カルニチン mg	セレン μg	ヨウ素 μg
糖原病用フォーミュラ（GSD-D）	<0.1	<0.1	1.6	7.0
ガラクトース除去フォーミュラ（110）	0.2	<0.1	1.5	10.4
メチオニン除去粉乳（S-26）	0	0	0.2	7.0
蛋白除去粉乳（S-23）	0	0	0	8.5
イソロイシン・バリン・メチオニン・スレオニン・グリシン除去粉乳（S-22）	0	0	0.2	7.2
リジン・トリプトファン除去粉乳（S-30）	0	0	0.2	7.2
ロイシン除去フォーミュラ（8003）	<0.1	<0.1	<1	6.4
フェニルアラニン除去ミルク（医薬品）	0	0	0.2	7.0
必須脂肪酸強化MCTフォーミュラ（721）	0.6	0.9	1.2	7.9
ケトンフォーミュラ（817-B）	0.1	<0.1	0.8	13.5
CODEX推奨量	1.5〜7.5	1.2以上	1〜9	10〜50

0は検出限界以下を示す

〔北川照男：先天代謝異常症に用いられる特殊ミルク使用上の注意—特に微量栄養素の不足について—．特殊ミルク情報 48：79-81，2012 より引用，一部改変〕

文献

1) 児玉浩子，他：特殊ミルク・経腸栄養剤使用時のピットフォール．日児誌 116：637-654，2012
2) Ihara K, et al.：Biotin Deficiency in a Glycogen Storage Disease Type 1b Girl Fed Only with Glycogen Storage Disease-Related Formula. *Pediatr Dermatol* 28：339-341, 2011
3) 北川照男：先天代謝異常症の治療に用いられる特殊ミルク使用上の注意—特に微量栄養素の不足について—．特殊ミルク情報 48：79-81，2012
4) Standard for infant formula and formulas for special medical purposes intended for infants：CODEX STAN 72-1981（rev 2007）

［大浦敏博］

付2 先天代謝異常症の食事療法に併用される経口製剤

1. サプロプテリン塩酸塩（ビオプテン® 顆粒 2.5%, 10%）

　天然型テトラヒドロビオプテリン（BH_4）製剤である．BH_4はフェニルアラニン（Phe）水酸化酵素（PAH）の補酵素で，PAHが活性をもつために不可欠な物質である．本剤はBH_4欠乏による高Phe血症（異型高Phe血症）の治療薬としてわが国で開発，1992年に承認された．

　1999年PAH欠損症の一部患者においてBH_4投与により血中Pheが低下する症例が報告され，BH_4反応性高Phe血症と命名された[1]．その後，海外でも追試され，わが国では2008年7月にBH_4反応性高Phe血症に対しても効能追加が承認された．4歳未満の患児に対する使用経験が少なかったため，4歳未満に投与する場合は十分なインフォームドコンセントをとることが提言された[2]．その後，欧米やわが国においても4歳未満に対するBH_4使用例の報告が蓄積されつつあり，現在その有効性・安全性の検討が行われている．

2. フェニル酪酸ナトリウム（ブフェニール® 錠 500 mg，顆粒 94%）

　フェニル酪酸ナトリウム（NaPB）は尿素サイクル異常症による高アンモニア血症の治療薬である．NaPBは体内でフェニル酢酸ナトリウム，さらにフェニルアセチルCoAとなり，グルタミンと結合しフェニルアセチルグルタミンとして尿中に排泄される．従来使用されていた安息香酸ナトリウム（試薬）と比べて2倍の効果がある．副作用として蛋白摂取量の少ない患者に使用した場合，必須アミノ酸である分枝鎖アミノ酸の低下が報告されている．本剤の投与により体内のグルタミンプールが減少するため，分枝鎖アミノ酸由来のアミノ基を用いてグルタミン酸からグルタミンを生成する反応が進み，分枝鎖アミノ酸が減少すると考えられている．本剤投与中は定期的に血漿アミノ酸分析を行い，イソロイシン値が25 μmol/L以下に低下する場合は必要に応じて摂取蛋白量の増量や必須アミノ酸製剤の併用を行う．それでも改善しない場合はNaPB投与量の減量を考慮する．蛋白摂取量の少ない患児では，推奨量より少ない量で開始するのがよい[3]．

3. アルギニン（アルギU® 配合顆粒）

　尿素サイクル異常症（アルギニン血症を除く）およびリジン尿性蛋白不耐症に伴う高アンモニア血症に適応である．尿素サイクルの基質であるアルギニンを外部から補充することにより，尿素サイクルが活性化され，尿中排泄性の高い尿素，シトルリン，アルギニノコハク酸による窒素排泄の促進により血中アンモニアを減少させる．カルバミルリン酸合成酵素（CPS）I欠損症，オルニチントランスカルバミラーゼ（OTC）欠損症では100〜200 mg/kg/日，シトルリン血症I型，アルギニノコハク酸尿症では400〜500 mg/kg/日投与する．CPS1やOTC欠損症でアンモニアのコントロールが悪い場合には同量のシトルリン（試薬）投与を検討する[4]．急性期にはアルギU®点滴静注を用いるとよい．

4. ベタイン（サイスタダン® 原末）

　ホモシスチン尿症（シスタチオニンβ合成酵素欠損症），コバラミン代謝異常症，メチレンテトラヒドロ葉酸還元酵素欠損症に伴う高ホモシステイン血症の改善に有効である．ベタインを

投与するとベタインホモシステインメチル基転移酵素の働きによりホモシステインがメチオニンに転換されるため，ホモシステインの血中濃度は低下する．一方，メチオニン値は上昇する．11歳以上には1回3g，11歳未満には1回50mg/kgを1日2回経口投与する．ベタイン投与後に血中メチオニン値の上昇を伴う脳浮腫が報告されているため，血中メチオニン値が15mg/dLを超えないようにベタイン投与量を調節する．

5. レボカルニチン（エルカルチン®錠100 mg/300 mg，FF内用液10%，FF静注1,000 mg）

有機酸・脂肪酸代謝異常症におけるカルニチン欠乏症の治療薬である．カルニチンはl-体，d-体の光学異性体があるが，生理活性をもつのはl-体（レボカルニチン）である．カルニチンは長鎖脂肪酸がミトコンドリア内に取り込まれ，β酸化を受ける際の必須物質であるが，もう一つの重要な作用はミトコンドリア内のCoA/アシルCoA比の調節である．有機酸・脂肪酸代謝異常症のミトコンドリア内で生じた有害なアシルCoAはカルニチンと結合し，アシルカルニチンとなり細胞外に排泄される．その結果，ミトコンドリア内の有害なアシルCoAの過剰蓄積が妨げられると同時に遊離のCoAが供給されることとなり，CoA/アシルCoA比が維持される．投与量はレボカルニチン塩化物として30〜120 mg/kg/日である．有機酸代謝異常症では遊離カルニチン濃度が正常レベルを維持するように投与量を適宜増減し，脂肪酸代謝異常症では15 μmol/L以下に低下した場合に補充を考慮する[5]．

文献

1) Kure S, et al.：Tetrahydrobiopterin-responsive phenylalanine hydroxylase deficiency. *J Pediatr* **135**：375-378, 1999
2) 大浦敏博，他：テトラヒドロビオプテリン（BH4）反応性高フェニルアラニン血症に対する天然型BH4製剤塩酸サプロプテリンの適正使用に関する暫定指針．日児誌 **113**：649-653, 2009
3) 小松崎匡子，他：オルニチントランスカルバミラーゼ欠損症6症例に対するフェニル酪酸ナトリウムの使用経験．日児誌 **116**：842-848, 2012
4) 芳野 信：高アンモニア血症を示すとき．五十嵐隆，高柳正樹（編），見逃せない先天代謝異常．小児科臨床ピクシス23．中山書店，150-153, 2010
5) 特殊ミルク共同安全開発委員会（編）：タンデムマス導入に伴う新しい対象疾患の治療指針．特殊ミルク情報42（別冊），2007（http://www.boshiaiikukai.jp/img/milk/tandemumasu_houkoku.pdf）

［大浦敏博］

付3 本書における略語一覧

略　語	和　文	英　文
ADP	アデノシン二リン酸	adenosine diphosphate
AGC	アスパラギン酸・グルタミン酸輸送体	aspartate-glutamate carrier
ALT	アラニンアミノ基転移酵素	alanine aminotransferase
AMP	アデノシン一リン酸	adenosine monophosphate
ARG	アルギナーゼ	arginase
AS	アシル-CoA 合成酵素	acyl-CoA synthetase
ASL	アルギニノコハク酸リアーゼ	argininosuccinate lyase
ASS	アルギニノコハク酸合成酵素	argininosuccinate synthetase
AST	アスパラギン酸アミノ基転移酵素	aspartate aminotransferase
ATP	アデノシン三リン酸	adenosine triphosphate
BCAA	分枝鎖アミノ酸	branched-chain amino acid
BH_4	テトラヒドロビオプテリン	tetrahydrobiopterin
BUN	血液尿素窒素	blood urea nitrogen
CACT	カルニチンアシルカルニチントランスロカーゼ	carnitine acylcarnitine translocase
Cit	シトルリン	citrulline
CK	クレアチンキナーゼ	creatine kinase
cKD	古典的ケトン食	classical ketogenic diet
CPS1	カルバミルリン酸合成酵素Ⅰ	carbamyl phosphate synthetase-Ⅰ
CPT1	カルニチンパルミトイルトランスフェラーゼⅠ	carnitine palmitoyltransferase-Ⅰ
CPT2	カルニチンパルミトイルトランスフェラーゼⅡ	carnitine palmitoyltransferase-Ⅱ
CS	コーンスターチ	cornstarch
CTLN2	シトルリン血症Ⅱ型（成人発症型）	citrullinemia type Ⅱ (adult-onset form)
Cys	シスチン	cystine
DHPR	ジヒドロプテリジン還元酵素	dihydropteridine reductase
G1P	ガラクトース-1-リン酸	galactose-1-phosphate
GA	グルタル酸	glutaric acid
GA1	グルタル酸血症Ⅰ型	glutaric acidemia type Ⅰ
GA2	グルタル酸血症Ⅱ型	glutaric acidemia type Ⅱ
GALE	UDP-ガラクトース-4-エピメラーゼ	UDP-galactose-4-epimerase
GALK	ガラクトキナーゼ	galactokinase
GALT	ガラクトース-1-リン酸ウリジルトランスフェラーゼ	galactose-1-phosphate uridylyltransferase
GH	成長ホルモン	growth hormone
GLUT-1	グルコーストランスポーター1	glucose transporter 1
HAD	3-ヒドロキシアシル-CoA 脱水素酵素	3-hydroxyacyl-CoA dehydrogenase
HCY	ホモシスチン尿症	homocystinuria
HHH	高オルニチン血症・高アンモニア血症・ホモシトルリン尿症	hyperornithinemia-hyperammonemia-homocitrullinuria
HMGA	3-ヒドロキシ-3-メチルグルタル酸	3-hydroxy-3-methylglutarate
IGF-1	インスリン様成長因子1	insulin-like growth factors-1
IVA	イソ吉草酸血症	isovaleric acidemia
KD	ケトン食療法	ketogenic diet
KDHC	2-オキソグルタル酸脱水素酵素複合体	ketoglutarate dehydrogenase complex
LBM	除脂肪組織	lean body mass
LCHAD	長鎖3-ヒドロキシアシルCoA 脱水素酵素	long-chain-3-hydroxyacyl-CoA dehydrogenase

略語	和文	英文
LCT	長鎖脂肪酸（長鎖トリグリセリド）	long-chain triglyceride
LDH	乳酸脱水素酵素	lactate dehydrogenase
LGID	低グリセミック指数食	low-glycemic index diet
MAD	修正アトキンス食	modified Atkins diet
MCAD	中鎖アシル-CoA 脱水素酵素	medium-chain acyl-CoA dehydrogenase
MCD	マルチプルカルボキシラーゼ欠損症	multiple carboxylase deficiency
MCG	メチルクロトニルグリシン	methylcrotonylglycine
MCM	メチルマロニル-CoA ムターゼ	methylmalonyl-CoA mutase
MCT	中鎖脂肪酸（中鎖トリグリセリド）	medium-chain triglyceride
Met	メチオニン	methionine
MMA	メチルマロン酸（血症）	methylmalonic acid（acidomia）
MSUD	メープルシロップ尿症	maple syrup urine disease
NAD	ニコチンアミドアデニンジヌクレオチド	nicotinamide adenine dinucleotide
NADH	還元型ニコチンアミドアデニンジヌクレオチド	reduced nicotinamide adenine dinucleotide
NAGS	N アセチルグルタミン酸合成酵素	N-acetyl-glutamate synthetase
NaPB	フェニル酪酸ナトリウム	sodium phenylbutyrate
NICCD	シトリン欠損による新生児肝内胆汁うっ滞症	neonatal intrahepatic cholestasis caused by citrin
NBS	新生児マススクリーニング	newborn mass screening
OAA	オキサロ酢酸	oxaloacetic acid
ORNT1	オルニチントランスポーター 1	ornithine transporter 1
OTC	オルニチントランスカルバミラーゼ	ornithine transcarbamylase
PA	プロピオン酸（血症）	propionic acid（acidomia）
PAH	フェニルアラニン水酸化酵素	phenylalanine hydroxylase
PC	ピルビン酸カルボキシラーゼ	pyruvate carboxylase
PDH	ピルビン酸脱水素酵素	pyruvate dehydrogenase
PDHC	ピルビン酸脱水素酵素複合体	pyruvate dehydrogenase complex
PGK	ホスホグリセレートキナーゼ	phosphoglycerate kinase
Phe	フェニルアラニン	phenylalanine
PKU	フェニルケトン尿症	phenylketonuria
PLD	ホスホリパーゼ D	phospholipase D
SAM	S-アデノシルメチオニン	S-adenosylmethionine
SCHAD	短鎖 3-ヒドロキシアシル-CoA 脱水素酵素	short-chain-3-hydroxyacyl-CoA dehydrogenase
SDH	コハク酸脱水素酵素	succinate dehydrogenase
SIDS	乳幼児突然死症候群	sudden infant death syndrome
TCA	トリカルボン酸	tricarboxylic acid
TFP	ミトコンドリア三頭酵素	mitochondrial trifunctional protein
Thr	スレオニン	threonine
TRANS	カルニチンアシルカルニチントランスロカーゼ	carnitine acylcarnitine translocase
Trp	トリプトファン	tryptophan
Tyr	チロシン	tyrosine
UDP	ウリジンニリン酸	uridine diphosphate
Val	バリン	valine
VLCAD	極長鎖アシル CoA 脱水素酵素	very long-chain acyl-CoA dehydrogenase
VPA	バルプロ酸ナトリウム	sodium valproate

［位田　忍，酒井規夫，新宅治夫］

付4 福祉・支援制度

a. はじめに

　先天代謝異常症の福祉・支援制度は，治療が可能なものについて小児慢性特定疾患として認定され，保険適用の範囲で自己負担が公費により補助される制度がある．この制度は20歳までの小児に適応されるが，成人期以後は補助を受けることができない．生涯にわたって治療の必要となる疾患では，年齢に関係なく補助の受けられる難病の指定を受けることが必要で，現在難病の指定疾疾患の拡大が審議されている．

1）小児慢性特定疾患治療研究事業

【内容】

　児童福祉法に基づき，小児慢性疾患のうち，先天代謝異常症など特定の疾患については，長期にわたる療養を必要とし，医療費の負担も高額となることから，その治療の確立と普及をはかり，あわせて患者家庭の医療費の負担軽減をはかるため，医療費の自己負担分を補助する制度である．（医療費の自己負担分は所得の状況に応じて変動する．）

【対象年齢と対象疾患】

　18歳未満の児童（引き続き治療が必要であると認められる場合は20歳未満）である．対象となる疾患群は，先天性代謝異常，悪性新生物，慢性腎疾患，慢性呼吸器疾患，慢性心疾患，内分泌疾患，膠原病，糖尿病，血友病等血液・免疫疾患，神経・筋疾患，慢性消化器疾患など11疾患群，514疾患が対象になっている．

【窓口・問い合せ先】

　都道府県，指定都市及び中核市および保健所など

参照（表1）：厚生労働省　小児慢性特定疾患治療研究事業の概要
　　　　　　国立成育医療研究センター研究所政策科学研究部

2）難病対策及び小児慢性特定疾患対策に関する決議（平成25年12月10日）

【小児慢性特定疾患児に係る成人移行のための対策】

　17．小児慢性特定疾患児が円滑に成人期を迎え社会の中で自立をめざすことができるよう，医療機関の連携の在り方のほか，難病の医療費助成の拡大，地域関係者が一体となった自立支援対策など，切れ目なく支援を行うこと．

b. 専門医・病院（表1）

1）先天代謝異常症の専門医の認定システムはないが，日本先天代謝異常学会では毎年セミナーを開催して先天代謝異常症の診断と治療に関する知識の啓発と普及につとめている．

2）先天代謝異常症は数万人から数百万人に1人の極めてまれな疾患であるため，その診断と治療については専門の医師のいる医療機関で行うことが勧められる．しかし，超希少疾患では専

表1 ホームページ URL 一覧

小児慢性特定疾患治療研究事業
厚生労働省　小児慢性特定疾患治療研究事業の概要 　　http://www.mhlw.go.jp/bunya/kodomo/boshi-hoken05/index.html
国立成育医療研究センター研究所　政策科学研究部 　　http://www.ncchd.go.jp/research/nch/policy/index.html
学会
日本先天代謝異常学会 　　http://jsimd.net/link.html
日本先天代謝異常学会セミナー 　　http://www.jsimd-seminar.jp/
日本先天代謝異常学会　食事療法ガイド 　　http://jsimd.net/medicaldiet.html
日本マス・スクリーニング学会 　　http://www.jsms.gr.jp
先天代謝異常症患者会
PKU 親の会連絡協議会 　　http://www.japan-pku.net/
ひだまりたんぽぽ（先天性代謝異常症のこどもを守る会） 　　http://pa-mma.web5.jp/
glut1 異常症患者会 　　http://blogs.yahoo.co.jp/glut1glut
全国尿素サイクル異常症患者と家族の会 　　http://ameblo.jp/nucda/entry-11228876003.html
ウィルソン病研究会/ウィルソン病友の会 　　http://www.lab.toho-u.ac.jp/med/ohashi/ped/patient/other_activities/wilsons_disease.html

門の医療機関でも診療経験のない場合もあり，日本先天代謝異常学会や日本マス・スクリーニング学会ではホームページに診療指針や食事療法ガイド，また一般向けガイドブックやタンデムマスQ＆Aのほか新生児スクリーニング関連情報としてマススクリーニング関連疾患診断治療機関へのリンクなども紹介している．

c. 患者会

患者家族間での情報交換は治療だけでなく，患者の将来に対する家族の不安を軽減するためにも重要な役割を果たすと考えられる．すべての疾患について患者会が存在するとは限らず，また疾患名が異なっても治療法が同じである場合もあり，関連する疾患の患者会を紹介することも大切である．表1に代表的な患者会のホームページを示す．

d. 患者登録制度

先天代謝異常症のような希少疾患では，患者情報を集約することは非常に重要であり，現在患者自身が登録する簡単な患者リストのJaSMIn（Japan Registration System for Metabolic & Inherited Diseases/先天代謝異常症患者登録システム）と，より詳細な情報を登録するMC-Bank（Inherited Metabolic Disease Clinical Information Bank/先天代謝異常症臨床情報バンク）の2つの登録システムがある．

表2 MC-Bank 対象疾患

(2014年現在/順不同)

有機酸血症	フェニルケトン尿症	シトリン欠損症
Wilson 病	ムコ多糖症	ニーマンピック病 C 型
Gaucher 病	GM_1-ガングリオシドーシス	脂肪酸代謝異常症
	GM_2-ガングリオシドーシス	
Fabry 病	異染性白質ジストロフィー	小児神経伝達物質病
Krabbe 病	尿素サイクル異常症	副腎白質ジストロフィー
Glut-1 欠損症	Pompe 病	ミトコンドリア病

1) JaSMIn

疾患名や現在受けている治療法について患者自身が登録する自己登録システムである(患者の状況により保護者や家族が登録する場合もある).

2) MC-Bank

専門医の研究グループと日本先天代謝異常学会,患者家族会が協力して立ち上げた臨床情報バンクである(**表2**).

[新宅治夫]

索引

欧文

B
BH₄ 反応性高フェニルアラニン ……… 38, 133

C
CODEX …………………………… 22, 128

G
GALE 欠損症 …………………………… 31
GALK 欠損症 …………………………… 31
GALT 欠損症 …………………………… 31
Gult-1 欠損症 ………………………… 79

H
HHH 症候群 …………………………… 5

I
ICP モデル …………………………… 19
IGF-1 ………………………………… 21

J
JaSMIn ……………………………… 138

K
Kayser-Fleischer 角膜輪 …………… 8, 106

M
MC-Bank …………………………… 138
Menkes 病 …………………………… 8

N
N アセチルグルタミン酸合成酵素（NAGS）
　欠損症 ……………………………… 6

P
PHDC 欠損症 ……………………… 122

R
Reye 症候群 ………………………… 7, 69

W
Wilson 病 ………………………… 8, 106
Woodyatt の式 ……………………… 80

和文

あ
アスパルテーム ……………………… 43
アデノシルコバラミン ……………… 56
アミノ酸代謝異常症 ……………… 2, 12
アルギニノコハク酸尿症 …………… 5
アルギニン血症 ……………………… 5
安息香酸ナトリウム ……… 6, 45, 50, 62, 133

い
イソ吉草酸血症 ……………………… 7
イソロイシン・バリン・メチオニン・グリシン
　除去粉乳 …………………………… 56

お
オルニチントランスカルバミラーゼ
　（OTC）欠損症 ………………… 5, 44

か
ガラクトース ………………………… 31
ガラクトース血症 ………… 9, 10, 31, 116
カルニチン …………………………… 56
カルニチンパルミトイルトランスフェラーゼ
　Ⅰ（CPT1）欠損症 ………………… 62
カルニチンパルミトイルトランスフェラーゼ
　Ⅱ（CPT2）欠損症 …………… 62, 69
カルバミルリン酸合成酵素Ⅰ（CPS1）
　欠損症 ……………………………… 6

き
金属代謝異常症 ……………………… 8

く
グルタリルカルニチン ……………… 74
グルタル酸血症Ⅰ型 ………………… 74
　　　　　──Ⅱ型 ………………… 7

け
血中アンモニア値 …………………… 44
ケトン食 ……………………………… 79
ケトンフォーミュラ …………… 79, 123

こ
高アンモニア血症 … 2, 13, 31, 44, 49, 56, 116
高オルニチン血症 … 5
高ガラクトース血症 … 33
極長鎖アシルCoA脱水素酵素（VLCAD）欠損症 … 62
古典的フェニルケトン尿症 … 38
コバマミド … 56

さ
三頭酵素/長鎖3-ヒドロキシアシルCoA脱水素酵素（TFP/LCHAD）欠損症 … 62

し
シトリン欠損症 … 116
シトリン欠損による新生児肝内胆汁うっ滞症（NICCD） … 31, 116
シトルリン血症（Ⅰ型） … 5, 49
脂肪酸代謝異常症 … 7, 11, 134
小児慢性特定疾患治療研究事業 … 137
少量頻回食 … 26
新生児マススクリーニング（NBS） … 2, 14, 31, 40

せ
成長ホルモン … 20
先天代謝異常症 … 2, 128

た
タンデムマススクリーニング … 11
蛋白除去粉乳（S-23） … 44, 50

ち
中鎖脂肪酸（中鎖トリグリセリド） … 13, 62, 69, 123
中鎖脂肪酸代謝異常症 … 7
長鎖脂肪酸（長鎖トリグリセリド） … 81
長鎖脂肪酸代謝異常症 … 62

て
テトラヒドロビオプテリン（BH$_4$） … 5, 38
でんぷん麺 … 16

と
糖原病 … 9, 10, 26
糖原病ミルク … 26
糖代謝異常症 … 9
特殊ミルク … 13, 128

に
乳酸アシドーシス … 122
乳児突然死症候群（SIDS） … 7
尿素サイクル異常症 … 5, 133
尿有機酸分析 … 74

ひ
微量栄養素 … 128

ふ
フェニルアラニン … 14, 38, 43
フェニルケトン尿症（PKU） … 3, 38
フェニル酪酸 … 6, 50, 62, 133
プロピオン酸血症（PA） … 7, 56

ほ
ホモシスチン尿症（HCY） … 3, 133

み
未調理コーンスターチ … 26, 69

め
メープルシロップ尿症（MSUD） … 4
メチルマロン酸血症（MMA） … 7, 56

ゆ
有機酸代謝異常症 … 6, 11, 134

- **JCOPY** 〈(社)出版者著作権管理機構 委託出版物〉
  本書の無断複写は著作権法上での例外を除き禁じられています．複写される場合は，そのつど事前に，(社)出版者著作権管理機構（電話 03-3513-6969，FAX03-3513-6979，e-mail：info@jcopy.or.jp）の許諾を得てください．

- 本書を無断で複製（複写・スキャン・デジタルデータ化を含みます）する行為は，著作権法上での限られた例外（「私的使用のための複製」など）を除き禁じられています．大学・病院・企業などにおいて内部的に業務上使用する目的で上記行為を行うことも，私的使用には該当せず違法です．また，私的使用のためであっても，代行業者等の第三者に依頼して上記行為を行うことは違法です．

実践！ 先天代謝異常症 栄養食事指導ケースブック

ISBN978-4-7878-2085-3

2014 年 10 月 10 日　初版第 1 刷発行

編　　集	位田　忍，酒井規夫，新宅治夫，塚田定信，長井直子，西本裕紀子
発 行 者	藤実彰一
発 行 所	株式会社　診断と治療社
	〒100-0014　東京都千代田区永田町 2-14-2　山王グランドビル 4 階
	TEL：03-3580-2750（編集）　03-3580-2770（営業）
	FAX：03-3580-2776
	E-mail：hen@shindan.co.jp（編集）
	eigyobu@shindan.co.jp（営業）
	URL：http://www.shindan.co.jp/
装　　丁	株式会社　ジェイアイ
印刷・製本	三報社印刷　株式会社

©Shinobu IDA, 2014. Printed in Japan.　　　　　　　　　　　　　　　［検印省略］
乱丁・落丁の場合はお取り替えいたします．